宋元谱录丛编

顾宏义 主编

香谱

外四种

［宋］洪刍 等 著

田渊 整理校点

上海书店出版社
SHANGHAI BOOKSTORE PUBLISHING HOUSE

目 录

总 序

何谓谱录？谱录就是依照事物类别或系统编撰成的书籍。[①]《释名》释“谱”云：“布也，布列其事也。”又云：“谱，绪也，主叙人世类相继，如统绪也。”《说文》云“谱，籍录也”。而录即指按门别类、依一定次序记载相关人之言行或事物的书籍。因此，中国古代最先出现的谱录，乃与家族世系的记载密切相关，如司马迁《史记·三代世表》称“自殷以前，诸侯不可得而谱”，又《汉书·艺文志》著录的西汉秘府藏书，有《帝王诸侯世谱》、《古来帝王年谱》等。因为此类谱录著作的编纂特点，故后人也开始利用谱录来记载不同类别的事物，如东汉著名经学家郑玄即通过排比《诗经》十五国风、大小雅、三颂的资料而撰成《诗谱》，用以显示其与时代政治、地域风土间的关系。于是后来就出现了单为记载经典所载物品的谱录，如三国吴陆玑撰有《毛诗草木鸟兽虫鱼疏》二卷，进而有晋代戴凯之的《竹谱》，南朝梁陶弘景的《古今刀剑录》、陈虞荔的《鼎录》等。在中国浩如烟海的古代文献中，至此形成了一类以记物为主的书籍，专门记载某物或某一类物品的产地、形态、类别、特性、逸闻趣事及与之相关的诗文等，间附精美插图。至唐代

① 朱积孝：《谱录述略》，载《图书馆》1995 年第 6 期。

陆羽撰成《茶经》三卷，“其书分十类，曰一之源、二之具、三之造、四之器、五之煮、六之饮、七之事、八之出、九之略、十之图。其曰具者，皆采制之用；其曰器者，皆煎饮之用。故二者异部。其曰图者，乃谓统上九类，写以绢素张之，非别有图。其类十，其文实九也。言茶者莫精于羽，其文亦朴雅有古意。七之事所引多古书，如司马相如《凡将篇》一条三十八字，为他书所无，亦旁资考辨之一端矣”。[①] 由此，此类饶有趣味的图书——谱录的体裁趋于成熟定型，而影响后世甚巨。

中国古代谱录发展至宋代，各种不同类型的谱录著述纷至沓来，卷帙繁复，蔚为大观：与农事有关的如曾安止的《禾谱》、僧赞宁的《笋谱》、范成大的《桂海果志》等，与日常饮食有关的如苏轼的《东坡酒经》、窦苹的《酒谱》、王灼的《糖霜谱》与蔡襄的《茶录》、熊蕃的《宣和北苑贡茶录》等，另有草木花卉谱如赵时庚的《金漳兰谱》、范成大的《范村菊谱》、胡元质的《牡丹谱》、陈思的《海棠谱》等，有鱼虫禽兽谱如傅肱的《蟹谱》、贾似道的《秋虫谱》、范成大的《桂海禽志》等，有文房四宝谱如苏易简的《文房四谱》、欧阳修的《砚谱》、李孝美的《墨谱法式》等，有玉石古玩谱如杜绾的《云林石谱》等，有泉币鼎彝谱如董逌的《钱谱》、洪遵的《泉志》、吕大临的《考古图》、王黼的《宣和博古图》等等。这一文化盛观的出现，与宋代文化尤其是与市民休闲娱乐文化的高度繁荣密切

① 永瑢等：《四库全书总目》卷一一五《茶经》，中华书局影印本。

相关。

我国近现代国学大师王国维先生在《宋代之金石学》一文中指出："天水一朝人智之活动，与文化之多方面，前之汉、唐，后之元、明，皆所不逮也。"其原因在唐、宋之际，随着阶级结构与生产关系发生的一系列深刻变化，社会经济水平有了很大的提高，世人对日常娱乐休闲生活的需求达到了空前的程度，促进了城市娱乐休闲文化的多元化、平民化，使得娱乐休闲文化自贵族阶层整体下移至平民社会，从而构成了宋代文化大异于前代汉、唐文化的一大显著特征。在这一社会文化背景下，宋人撰写了多种专门记录与城市休闲娱乐生活紧密相关的谱录类书籍。与前代谱录多与生产种植内容有关者不同，北宋时人撰写了数量颇众的园林花卉、文人清赏类谱录，前者如欧阳修《洛阳牡丹记》、沈立《海棠记》等，而杜绾《云林石谱》、苏易简《文房四谱》等显然属于后者。发展至南宋，更出现了与市井娱乐文化密切相关的谱录，其中著名者似当属题名贾似道所撰的《秋虫谱》（也称《促织经》）了。

宋代斗蟋蟀之风甚盛行，据《西湖老人繁胜录》载，南宋杭州人极喜养斗蟋蟀，所谓"促织盛出，都民好养"，街坊中辟有专门的蟋蟀市场，供爱好者选购："每日早晨，多于官巷南北作市，常有三五十人火斗者。"而且由于玩者众多，所以城外农村里有专门捕捉、贩卖蟋蟀为生者，而城里也出现了专以驯养蟋蟀为职业的"闲汉"。贾似道为南宋末宰相，但也是一个著名的蟋蟀迷。据《宋史》载，当时蒙古铁骑大举围攻长江中游重镇襄阳城，军情危急，但贾似道“日坐葛岭，起楼台亭榭”，与“博徒日至纵博”，甚至“与群妾踞地斗蟋蟀”，由此被后人戏称之为“蟋蟀宰相”。但他所撰的《秋虫谱》，分赋、形、色、养、斗、病等，对蟋蟀进行了详尽论述，可算是世界历史上第一部研究蟋蟀的专著，影响后世颇大。

撰成于南宋中晚期的《百宝总珍集》，也可算是一本奇书。《百宝总珍集》，据清代四库馆臣推测，大概为南宋都城临安城中从事古玩珍宝生意的商贾所编集，但其撰者已不可考。书中所载所记百数种珍宝玩器，每每详列其市场价格、真伪优劣、辨识手段等，并于每种器物前具载七言绝句一首，而行文多用市井口语、鉴宝行话，如卷一“青玉”条诗曰：“青玉从来分数等，滋媚润者彼人观。做造不论大与小，碾造仁相做钱看。”文云：“凡看玉亦有数等，上至不断青，下至碧绿色者，若颜色唧伶，样制、碾造、花样仁相，盏椀或腰条皮、束带、绦环零碎事件之属多着主。如绿色或夹石样范，花样不好，皆是猫货。已上数等皆是卖外路官员，此间少着主。”可见具有很高的古玩鉴定价值，也可由此一窥当时与古玩相关的各色人等以及市井口语、风俗等等。

承宋代余绪，元人所撰谱录虽然数量较少，但与宋代相比，其内容多关于器物及食谱，由此构成了元代谱录著述的一个特色。

随着谱录著述之种类、数量都较前激增，于是在宋代书目中开始设置谱录专类以收录此类文献。

宋代以前，谱录文献被附入别类之中，如《隋书·经籍志》将《竹谱》、《钱图》等归入“史部·谱系”类中，《旧唐书·经籍志》、《新唐书·艺文志》却将《钱谱》、《相鹤经》、《鹰经》、《相马经》、《相贝经》等归入“子部·农家”类。直至南宋中期以前，仍无专类可归，如北宋《崇文总目》将《竹谱》、《笋谱》、《茶谱》、《花木录》、《钱谱》等归入“子部·小说”类，《相鹤经》、《鹰经》等归入“子部·艺术”类；而郑樵《通志·艺文略》将谱录收入“食货”类，其“食货”类下分六小类，其中《钱谱》、《鼎录》、《刀剑录》、《锦谱》等归于“货宝”小类，《墨谱》、《砚录》、《文房四谱》与《香谱》等归于“器用”小类，《相鹤经》、《相马经》、《鹰经》、《禽经》等归于“豢养”小类，《竹谱》、《笋谱》、《荔枝谱》、《花谱》、《木谱》等归于“种艺”小类，而《茶谱》、《酒录》等则分别归于“茶”、“酒”两小类。南宋著名目录学家尤袤有鉴于此，遂在其所编撰的《遂初堂书目》“子部”之下专门设立了用来收录上述相关书籍的“谱录类”。

对于尤袤在四部分类中设置“谱录类”的原因，清代馆臣如此分析道：“古人学问各守专门，其著述具有源流，易于配隶。六朝以后，作者渐出新裁，体例多由创造，古来旧目遂不能该，附赘悬疣，往往牵强。《隋志》‘谱系’本陈族姓，而末载《竹谱》、《钱谱》、《钱图》，《唐志》‘农家’本言种植，而杂列《钱谱》、《相鹤经》、《相马经》、《鸷击录》、《相贝经》，《文献通考》亦以《香谱》入‘农家’，是皆明知其不安，而限于无类可归，又复穷而不变，故支离颠舛，遂至于斯。惟尤袤《遂初堂书目》创立‘谱录’一门，于是别类殊名，咸归统摄。此亦变而能通矣。”所以在其编撰《四库全书总目》时，即沿用《遂初堂书目》“其例，以收诸杂书之无可系属者”。[①] 但因属初创，故而《遂初堂书目》“谱录类”所收录的尚还混录有《侍儿小名录》、《警年录》之类当归入“传记类”的书籍，而至清代《四库全书总目》“子部·谱录类”则专门收载记物之谱录，并据图书的内容，还于其下分为“器物之属”、“食谱之属”与“草木鸟兽虫鱼之属”三小类。由此，谱录当以记物为主的定义方才正式定型。

因岁月久远，宋元时期的卷帙繁盛的谱录著述多有佚失，其具体数量今日已难以考述。今日可考录的宋元谱录，大致在120种上下，其中宋代谱录约100种。这流传于世的百余种宋元谱录，大体分为三类：一是其书完整保存至今的，如宋吕大临《考古图》、洪遵《泉志》、熊蕃《宣和北苑贡茶录》、元李衎《竹谱》等。二是其书通过《说郛》等丛书摘要载录才得以传诸后世的，如宋常懋《宣和石谱》、田锡《曲本草》、元宋伯仁《酒小史》等，已非完篇。三是从一书中抄录一篇别出而为单行本者，如宋初陶穀《清异录》本属杂采隋唐至五代典故的笔记著作，其中“茗荈门”被后人抄出单独成书，题名《荈茗录》，成为一本屡为后世引用的茶书。南宋著名文学家范成大撰有

① 《四库全书总目》卷一一五《子部·谱录类序》。

《桂海虞衡志》，有志山、志金石、志香、志酒、志器、志禽、志兽、志虫鱼、志花、志果、志草木、杂志诸篇，被后人分别抄出单行题《桂海酒志》、《桂海果志》、《桂海花志》、《桂海草木志》、《桂海虫鱼志》、《桂海禽志》、《桂海兽志》、《桂海香志》、《桂海器志》等；而元代费著的《笺纸谱》、《器物谱》、《蜀锦谱》、《钱币谱》、《楮币谱》等，也本为其所著的方志《成都志》中诸篇，但为时人所珍视，而抄录别行者。对此，本丛编皆视为单独著述，分别编录于各类之中。

从现存的宋元谱录情况看，其著者遍及社会各层面，其中姓名可考的，有贵为天子者（宋徽宗《大观茶论》），有官拜宰执大臣的（如苏易简、丁谓、欧阳修、周必大、贾似道等），有著名文人、书画家（如宋苏轼、米芾、洪迈、范成大、陆游，元倪瓒、杨维桢等），有隐士逸人（如林洪等），有僧侣（如释仲仁、僧赞宁等），另外有署名别号的，如题名审安老人者撰有《茶具图赞》、渔阳公撰《渔阳石谱》、鹿亭翁撰《兰易》等，或是因为此类谱录乃属“小道”，为免世人“玩物丧志”之讥而不愿题真实姓名者。但也有个别谱录的著者姓名原本失传不详，今所题姓名乃是后人在刻印书籍时所添加，其真伪于今日已不易探考，故本丛编一仍其旧。

本丛编所收录宋元诸谱录，大体先据其内容归入其类，同类者大体依据著者生卒年月为序编列（生卒年不详者，即以其主要活动年月为据编排）。每种谱录正文前，皆简述其撰者生平、谱录撰成年月及其主要内容、传世版本等情况；其篇末，酌收有关序跋、题记等，以助于阅读。

本丛编所收录诸谱录，其底本一般择其精善且常见者，并酌校他本一、二种，但如其文字语义可两通者，即不予校改，而有明显舛误、脱漏、衍文者，则以圆括号“(　)”标示其为误字、衍文，而以方括号“[　]”标示其为正字、补字，但不另出校勘记。

又本丛编在编纂中，参考了不少前贤时哲的研究或校点整理成果，限于体例，未能一一标示指出，故于此一并致以诚挚的谢意。

顾宏义

乙未五月于海上梦湖书屋

前 言

香为五臭之一。《庄子·天地》："五臭熏鼻，困惾中颡。"成玄英疏："五臭，谓羶、薰、香、鯹、腐。"香，最初指谷物的香甜美好，许慎《说文解字》："香，芳也。篆从黍从甘，隶省作'香'。"后来，一些草本植物因具有芬芳的气味，也就被称为香草。屈原的辞赋中就列举众多，如《离骚》中的"扈江离与辟芷兮，纫秋兰以为佩"、"畦留夷与揭车兮，杂杜衡与芳芷"等句，皆是每有所指。

世人莫不喜香恶臭，故对香的使用也由来已久，据现今考古发现，这最早可追溯到新石器时代晚期。至战国时期，熏炉及熏香风气已相当流行，并被用于祭祀神灵与祖先。北宋丁谓在其《天香传》中有云："香之为用，从上古矣，所以奉神明，可以达蠲洁。"可见香之功用有二：一是敬奉神明，二是保持清洁。又《陈氏香谱》也称：

《香品举要》云："香最多品类，出交、广、崖州及海南诸国。"然秦、汉以前未闻，惟称兰、蕙、椒、桂而已。至汉武奢广，尚书郎奏事者始有含鸡舌香，其他皆未闻。迨晋武时，外国贡异香始此。及隋，除夜火山烧沉香、甲煎不计数，海南诸品毕至矣。唐明皇君臣多有沉、檀、脑、麝为亭阁，何多也！后周显德间，昆明国又献蔷薇水矣。昔所未有，今皆有焉。

由上述可见，秦汉以前，香还并未以一个独立的概念在人们生活中出现，大约至汉武帝时，才从芬芳植物中提取出来。此后随着与域外的沟通交流，始有外邦进贡异香，香谱中即有不少此类的记载，如月支香为西汉武帝时月支国所进，茵墀香为东汉灵帝时西域所献，石叶香为三国魏文帝时题腹国所献，等等。到了隋唐时期，香的使用日渐兴盛起来，王公贵族用香更是奢靡无度，如“隋炀帝每除夜，殿前设火山数十，皆沉香木根。每一山焚沉香数车，暗即以甲煎沃之，香闻数十里”。又据《天宝遗事》载：“杨国忠尝用沉香为阁，檀香为栏槛，以麝香、乳香筛土，和为泥，饰阁壁。每于春时木芍药盛开之际，聚宾于此阁上赏花焉。禁中沉香之亭，逮不侔此壮丽者也。”宋代用香更为炽盛，加之香药贸易的发达，香的品类也愈加丰富，遂被广泛应用在人们生活的各个方面。

香的品类繁多，制法各异，难能概述。就所制诸香的用途来说，除寻常的燃点之外，亦可用于佩戴熏衣，或是涂敷在身，还可制成香药、香茶等，以服食饮用。

一是焚烧之香。除特定时节的祭祀奉神之外，古人在日常起居中也常常焚香，以达到辟邪除疫、清洁居室的目的，如《陈氏香谱》引《琐碎录》言，“枢密王博文每于正旦四更烧丁香，以辟瘟气”。文人士大夫亦往往好于读书时焚香，如《南史》记岑之敬“五岁读《孝经》，必焚香正坐”，王禹偁《竹楼记》言“公退之暇，戴华阳巾，披鹤氅衣，手执《周易》一卷，焚香默坐，消遣世虑”，不仅可使人沉心静气，而且平添一分庄重的仪式感。宋代还发展出一种特殊的印篆香，即将各式香品制为粉状之散香、末香，置放于木刻的范上拓出各种样式图案，点燃可用于计时，《陈氏香谱》对此有详细的记述。

二是佩熏之香。熏香主要用于衣物储藏，《陈氏香谱》“熏香”一条即言，“凡欲熏衣，置热汤于笼下，衣覆其上，使之沾润。取去，别以炉爇香。熏毕，叠衣入箧笥，隔宿衣之，余香数日不歇”。据相关记载，早在汉代就有以香熏衣的事例，如应劭《汉官仪》曰：“尚书郎入直台中，给女侍史二人，皆选端正，指使从直。女侍史执香炉烧薰以从入台中，给使护衣。”另外也可将香佩带在身，如东晋谢玄即常佩紫罗香囊；还可将香料置于枕中，制成香枕，如《陈氏香谱》有“麝枕”一条，言“置真麝香于枕中，可绝恶梦”。

三是涂敷、服食之香。此类香可制成香粉、香油，敷在身上或涂于面部，起到粉饰妆容的作用，《陈氏香谱》即载有“傅身香粉”和“香发木犀油”两种。香还可以用于服食，最著名的当属汉代的鸡舌香，应劭《汉官仪》曰：“汉桓帝时，侍中刁存年老口臭，上出鸡舌香，使含之。香颇小辛螫，不敢咽，自疑有过，赐毒也。归舍，与家人辞诀，欲就便宜，众求视其药，乃口香。众笑之，更为含食，意遂解。”又据记载：“唐元载宠姬薛瑶英母赵娟，幼以香啖英，故肌肉悉香。”这也是香可食用的一个例子。另外，香亦可制成香药、香茶，以此服饮，有着养生保健的功效。

除此之外，香谱中也记载了诸多与香有关的逸闻趣事。这有因进香而得官者，如《述异记》云：“汉仲雍子进南海香，拜洛阳尉，人谓之香尉。”然王公贵族用香无度，往往奢靡成性，故也有将香木用于亭台楼阁等建筑的营造，如“汉武帝作柏香台”，南朝陈“后主起临春、结绮、望春三阁，以沉檀香木为之”，“隋越国公杨素大治第宅，有沉香堂”等，这类事例不一而足。

香在使用之初，品类稀少，采制也粗劣。后来随着品类的增加，便有了优劣之分。《陈氏香谱》序曰：“古者从黍稷之外，可焫者萧，可佩者兰，可鬯者郁，名为香草者无几，此时谱可无作。《楚辞》所录名物渐多，犹未取于遐裔也。汉唐以来，言香者必取南海之产，故不可无谱。”汉代以前，人们所能使用的香料有限，取材范围也仅限于几种含有香味的植物，后来随着用香的发展，开始追求香料的品质，至唐断以南海所产者为胜，故此时纂集香谱，以明各产地、种属、品类的优劣，就成为一件理所当然的事了。北宋洪刍《香谱》为今存世最早、也是保存比较完整的香药谱录类著作，其中对于历代用香史料、用香方法以及各种合香配方，均广而收之，并首创用香事理，条分为香之品、香之异、香之事、香之法等四大规则，这也为其后各家香谱所依循。此后，陈敬集洪、颜、沈、叶等诸家香谱，另成一册，此称《陈氏香谱》。至明代周嘉胄编纂《香乘》，更旁征博引，篇帙多达二十八卷，香之品类事录，可谓搜括赅备。

香谱这类著作在宋代出现并非偶然，这有其一定的社会历史条件，即与当时文化的发达和纂书的风尚是分不开的。

首先是香的使用经过由汉至唐的发展，至宋则比前世有过之而无不及，王公贵族的奢靡程度更甚于隋唐时期，如丁谓《天香传》即载真宗祥符初年，“道场科醮无虚日，永昼达夕，宝香不绝，乘舆肃谒，则五上为礼，馥烈之异，非世所闻”。

其次是北宋立国实行“尚文抑武”的政策，士大夫阶层迅速勃兴，焚香品香日渐成为文人雅士的一种生活情致，香也更加频繁地出现在诗赋吟咏的范畴，如颜博文有《鸡舌香赋》，再如苏轼既有《沉香山子赋》，也有与黄庭坚数首相关的酬答诗作。

再次是宋代对外贸易发达，于海港设置市舶司，职司香药贸易之抽解（征税）、博买（和买）与管理诸事，市舶之利中即以香药为最。当时海外贸易之盛，于浙江明州（今宁波）、福建泉州和广东广州形成三个最大的港口，再加上海外诸国的进献朝贡，这便大大丰富了宋代用香的种类。

最后是印刷术在宋代的普遍推广。汉唐之际，有关香的记载仅散见于一些笔记文献中，直到宋代，才有人将香的品类事录及相关诗词文赋等系统地纂集为谱；即便如此，也有部分香谱已经散佚不全，诚赖后世的搜罗辑补，这类著作才得以保存至今。

由于海南独特的气候条件，使其成为香的主要产地。范成大《桂海香志》即说："南方火行，其气炎上，药物所赋，皆味辛而嗅香。"丁谓《天香传》言："琼、管之地，黎母山奠之四部境域，皆枕山麓，香多出此山，甲于天下。"又说："雷、化、高、窦，亦中国出香之地，比海南者，优劣不侔甚矣。"又《桂海香志》："世皆云二广出香，然广东香乃自舶上来，广右香产海北者，亦凡品，惟海南最胜。""大抵海南香，气皆清淑如莲花、梅英、鹅梨、蜜脾之类，焚一博投许，氛翳弥室。翻之，四面悉香，至煤烬，气亦不焦。此海南香之辨也，北人多不甚识。"以此可见，海南所产之香，较之别地堪称优良。

除海南所产诸香之外，异域进贡也是一个主要来源，且多奇异，也每有记载。如荼芜香，《王子年拾遗记》云："燕昭王时，广延国进二舞人，王以荼芜香屑铺地四五寸，使舞人立其上，弥日无迹。香出波弋国，浸地则土石皆香；着朽木腐草，莫不茂蔚；以薰枯骨，则肌肉皆香。"又月支香，《瑞应图》云："天汉二年，月支国进神香。武帝取视之，状若燕卵，凡三枚，似枣。帝不烧，付外库。后长安中大疫，宫人得疾，众使者请烧香一枚，以辟疫气。帝然之，宫中病者差，长安百里内闻其香，积数月不歇。"

据《陈氏香谱》记载，当时"香者一也，或出于草，或出于木，或花，或实，或节，或叶，或皮，或液，或又假人力而煎和成”。而其作用“有供焚者，有可佩者，又有充入药者”，这便普及到社会民众生活的方方面面。

宋元时期，香的品类，主要分沉香、栈香、黄熟香和生结香四种，共有十二形状，据《天香传》：

其为状也十有二，沉香得其八焉：

曰乌文格，土人以木之格，其沉香如乌文木之色而泽，更取其坚格，是美之至也。

曰黄蜡，其表如蜡，少刮削之，黳紫相半，乌文格之次也。

牛目与角及蹄，曰雉头、洎髀、若骨，此沉香之状，土人则曰牛目、牛角、鸡头、鸡腿、鸡骨。

曰昆仑梅格，栈香也，此梅树也，黄黑相半而稍坚，土人以此比栈香也。

曰虫镂，凡曰虫镂，其香尤佳，盖香兼黄熟，虫蛀及攻，腐朽尽去，菁英独存香也。

曰伞竹格，黄熟香也，如竹，色黄白而带黑，有似栈也。

曰茅叶，有似茅叶至轻，有入水而沉者，得沉香之余气也；然之至佳，土人以其非坚实，抑之为黄熟也。

曰鹧鸪斑，色驳杂如鹧鸪羽也。

《陈氏香谱》又引《谈苑》云："一树出香三等，曰沉，曰栈，曰黄熟。"置水中则沉，故名沉香；浮在水中者，名栈香。"生结香者，栈香未成沉者有之，黄熟未成栈者有之"。香品以沉香为上，随后依次降低。生结香为未完全成熟之香，品质自然就要降一等：

> 生结香者，取不候其成，非自然者也。生结沉香，与栈香等。生结栈香，品与黄熟等。生结黄熟，品之下也，色泽浮虚，而肌质散缓，然之辛烈，少和气，久则溃败，速用之即佳。若沉、栈成香，则永无朽腐矣。

由此可见，香品的优劣主要在色泽、质地、燃点时的气味和所能保存的时间等方面，不同等级之间有着迥异的区别。究其原因，固然与产地的不同有关，但采制时节也是影响香品的一个重要因素。丁谓即指出于雷、化、高、窦等地为追逐香木利益、取不待其成之弊，且"非如琼、管，皆深峒黎人，非时不妄翦伐，故树无夭折之患，得必皆异香"，每年冬季，当地人待香市的商船到来才入山寻采，这也是海南香优于别地的缘由。

沉香、栈香因其品质优良，得来也颇为不易，据《天香传》记载，"余杭市香之家，有万斤黄熟者，得真栈百斤，则为稀矣；百斤真栈，得上等沉香数十斤，亦为难矣"。所产沉香、栈香通过贸易销往他处及海外诸国，如"占城所产栈、沉至多，彼方贸迁，或入番禺，或入大食，贵重沉、栈香与黄金同价”，以致有“一两沉香一两金”之说。

可以说，宋代用香的鼎盛成就了中国香史上的一个高峰。这是在于，文人士大夫阶层在兴起了鉴香品香风尚之后，进而还把香的功用提升到更加个人化的精神和文化层次上，成为文人士大夫日常生活中的一部分。南宋沈作喆在其《寓简》中说：

> 每闭阁焚香，静对古人，凝神著书，澄怀观道。或引接名胜，剧谈妙理；或觞咏自娱，一斗径醉；或储思静睡，心与天游。当是之时，须谢遗万虑，勿令相干，虽明日有大荣大辱、大祸大福，皆当置之一处，无令一眼睫许坏人佳思。习熟既久，静胜益常，群动自寂，便是神仙以上人也。一世穷通付之有命，万缘成败处以无心。

这段话极佳地道出了焚香静坐、澄思洁虑的妙处，可以助人进入超凡脱俗的忘我境界。《陈氏香谱》录有朱熹《香界》诗一首，云“幽兴年来莫与同，滋兰聊欲泛东风。真成佛国香云界，不好淮山桂树丛。花气无边醺欲醉，灵芬一点静还通。何须楚客纫秋佩，坐卧经行向此中”，可谓与此异曲同工。至于女词人李清照，也曾以《醉花阴》填词吟诵道：“薄雾浓云愁永昼，瑞脑消金兽。”燃香散出的缭绕烟雾，极好地衬托出词人挥之不去的愁绪。如同笔墨纸砚能映出文人的雅趣一样，香的使用也具现出其起居情状与心志节操，而透过这些零落在纸面的记载，我们也仿佛可以体会到古人敬重人生的涵养与修身品位。

实际上，由宋代香谱的纂集发端，至今已渐至形成一门香学。香文化作为中华传统文化的一个重要组成部分，也愈益受到当代人的关注，台湾的香学家已有一定研究，大陆也有不少相关著作。同时，香学进一步发展而成为香道，且同茶道一样，也具有了些许艺术和美学的意义。今天，我们梳理这些跨越千年的文字，不独是致力于文化的薪火相传，亦能在喧嚣的俗世寻得一丝安宁。

天香传

（宋）丁　谓

丁谓（966—1037），字谓之，后更字公言，长洲（今江苏吴县）人。宋太宗淳化三年（992）进士，为饶州通判。真宗咸平初，除三司户部判官，权三司使。大中祥符初，因阿谀真宗封禅，拜三司使。五年（1012），进户部侍郎、参知政事。后出知升州。天禧三年（1019），以吏部尚书复参知政事。四年（1020），为枢密使，迁平章事。乾兴元年（1022），封晋国公。仁宗即位，为山陵使，获罪贬崖州司户参军。明道中，以秘书监致仕。景祐四年（1037）卒，年七十二。有《丁谓集》八卷、《虎丘集》五十卷、《刀笔集》二卷、《青衿集》三卷、《知命集》一卷，均佚。《东都事略》卷四九、《宋史》卷二八三有传。

《宋史·艺文志》《通志·艺文略》均载《天香传》一卷，《遂初堂书目》亦载，不著卷数。《天香传》全文见于明周嘉胄《香乘》，有明崇祯十四年自刻本、清康熙元年周亮节重修本、《四库全书》本、清刻本、清抄本。今以《文渊阁四库全书》本为底本，并参校《生活与博物丛书·器物珍玩编》（上海古籍出版社，1993年）加以整理。

香之为用，从上古矣，所以奉神明，可以达蠲洁。三代禋享，首惟馨之荐，而沉水、薰陆无闻焉；百家传记，萃众芳之美，而萧芗、郁鬯不尊焉。《礼》云：“至敬不享味，贵气臭也。”是知其用至重，采制粗略；其名实繁，而品类丛脞矣。观乎上古帝王之书，释道经典之说，则记录绵远，赞颂严重，色目至众，法度殊绝。

西方圣人曰：“大小世界，上下内外，种种诸香。”又曰：“千万种和香，若香、若丸、若末、若涂，以香花、香果、香树天合和之香。”又曰：“天上诸天之香，又佛土国名众香，其香比于十方人天之香，最为第一。”道书曰：“上圣焚百宝香，天真皇人焚千和香，黄帝以沉榆、蓂荚为香。”又曰：“真仙所焚之香，皆闻百里，有积烟成云、积云成雨。”然则与人间共所贵者，沉香、薰陆也。故经云：“沉香坚株。”又曰：“沉水香坚。”降真之夕，傍尊位而捧炉香者，烟高丈余，其色正红，得非天上诸天之香耶？《三皇宝斋》香珠法，其法杂而末之，色色至细，然后丛聚，杵之三万，缄以银器，载蒸载和，豆分而丸之，珠贯而曝之，旦日此香焚之，上彻诸天。盖以沉香为宗，薰陆副之也。是知古圣钦崇之至厚，所以备物实妙之无极，谓变世寅奉香火之荐，鲜有废者。然萧茅之类，随其所备，不足观也。

祥符初，奉诏充天书（状）［扶］持使，道场科醮无虚日，永昼达夕，宝香不绝，乘舆肃谒，则五上为礼，真宗每至玉皇、真圣、圣祖位前，皆五上香。馥烈之异，非世所闻。大约以沉香、乳香为本，龙脑和剂之。此法实禀之圣祖，中禁少知者，况外司耶？八年，掌国计而镇旄钺，四领枢轴，俸给颁赉，随日而隆。故苾芬之羞，特与昔异。袭庆奉祀日，赐供内乳香一百二十斤，入留副都知张继能为使。在宫观密赐新香，动以百数，沉、乳、降真黄香。由是私门之内，沉、乳足用。

有唐杂记言明皇时异人云："醮席中每爇乳香，灵祇皆去。"人至于今传之。夏宗时新禀圣训："沉、乳二香，所以奉高天上圣，百灵不敢当也。"无他言。上圣即政之六月，授诏罢相，分务西雒，寻迁海南。忧患之中，一无尘虑，越惟永昼晴天，长霄垂象，炉香之趣，益增其勤。

素闻海南出香至多，始命市之于闾里间，十无一有。假板官裴鹗者，唐宰相晋公中令之裔孙也，土地所宜，悉究本末，且曰："琼管之地，黎母山奠之，四部境域，皆枕山麓，香多出此山，甲于天下。然取之有时，售之有主。盖黎人皆力耕治业，不以采香专利。闽、越海贾惟以余杭船即香市。每岁冬季，黎峒待此船至，方入山寻采，州入役而贾贩尽归船商，故非时不有也。"

香之类有四：曰沉，曰栈，曰生结，曰黄熟。其为状也十有二，沉香得其八焉：曰乌文格，土人以木之格，其沉香如乌文木之色而泽，更取其坚格，是美之至也；曰黄蜡，其表如蜡，少刮削之，黳紫相半，乌文格之次也；牛目与角及蹄，曰雉头、洎髀、若骨，此沉香之状，土人则曰牛目、牛角、鸡头、鸡腿、鸡骨。曰昆仑梅格，栈香也，此梅树也，黄黑相半而稍坚，土人以此比栈香也。曰虫镂，凡曰虫镂，其香尤佳，盖香兼黄熟，虫蛀及攻，腐朽尽去，菁英独存香也。曰伞竹格，黄熟香也，如竹，色黄白而带黑，有似栈也。曰茅叶，有似茅叶至轻，有入水而沉者，得沉香之余气也；然之至佳，土人以其非坚实，抑之为黄熟也。曰鹧鸪斑，色驳杂如鹧鸪羽也。生结香者，栈香未成沉者有之，黄熟未成栈者有之。

凡四名十二状，皆出一本。树体如白杨，叶如冬青而小。肤，表也；标，末也。质轻而散，理疏以粗，曰黄熟。黄熟之中，黑色坚劲者，曰栈香。栈香之名，相传甚远，即未知其旨，惟沉水为状也，骨肉颖脱，芒角锐利，无大小，无厚薄。掌握之，有金玉之重；切磋之，有犀角之劲。纵分断琐碎，而气脉滋益，用之与臬块者等。鹗云："香不欲大，围尺以上，虑有水病；若斤以上者，中含两孔以下，浮水即不沉矣。"又曰："或有附于柏枍，隐于曲枝，蛰藏深根，或抱真木本，或挺然结实，混然成形。嵌如穴谷，屹若归云；如矫首龙，如峨冠凤，如麟植趾，如鸿餟翮；如曲肱，如骈指。但文彩致密，光彩射人，斤斧之迹，一无所及，置器以验，如石投水，此宝香也，千百一而已矣。"夫如是，自非一气粹和之凝结，百神祥异之含育，则何以群木之中，独禀灵气，首出庶物，得奉高天也？

占城所产栈、沉至多，彼方贸迁，或入番禺，或入大食，贵重沉、栈香，与黄金同价。乡耆云："比岁有大食番舶，为飓所逆，寓此属邑，首领以富有自大，肆筵设席，极其夸诧。州人私相顾曰：'以赀较胜，诚不敌矣。然视其炉烟，蓊郁不举，干而轻，瘠而焦，非妙也。'遂以海北岸者即席而焚之，其烟杳香，若引东溟，浓腴湒湒，如练凝淹，芳馨之气，特久益佳。大舶之徒由是披靡。”

生结香者，取不候其成，非自然者也。生结沉香，与栈香等。生结栈香，品与黄熟等。生结黄熟，品之下也，色泽浮虚，而肌质散缓，然之辛烈，少和气，久则溃败，速用之即佳。若沉、栈成香，则永无朽腐矣。

雷、化、高、窦，亦中国出香之地，比海南者，优劣不侔甚矣。既所禀不同，而焦者多，故取者速也。是黄熟不待其成栈，栈不待其成沉，盖取利者戕贼之也。非如琼管，皆深峒黎人，非时不妄翦伐，故树无夭折之患，得必皆异香。

曰熟香，曰脱落香，皆是自然成者。余杭市香之家，有万斤黄熟者，得真栈百斤，则为稀矣；百斤真栈，得上等沉香数十斤，亦为难矣。

薰陆、乳香长大而明莹者，出大食国。彼国香树连山野路，如桃胶松脂委于石地，聚而敛之，若京坻香山，多石而少雨。载询番舶，则云：“昨过乳香山，彼人云：‘此山不雨已三十年矣。’”

香中带石末者，非滥伪也，地无土也。然则此树若生于涂泥，则无香不得为香矣。天地植物，其有自乎？

赞曰：百昌之首，备物之先。于以相禋，于以告虔。孰歆至荐，孰享芳焰？上圣之圣，高天之天。

香谱

（宋）洪 刍

洪刍（1066—1128），字驹父，南昌（今属江西）人。与兄朋，弟炎、羽并称“四洪”。宋哲宗绍圣元年（1094）进士。徽宗崇宁三年（1104）入党籍，贬谪闽南。五年，复宣德郎。钦宗靖康元年（1126），官谏议大夫。高宗建炎元年（1127），坐事长流沙门岛，卒于贬所。著有《老圃集》一卷及《豫章职方乘》《后乘》等，皆佚。清四库馆臣据《永乐大典》辑为《老圃集》二卷，光绪二年朱氏惜分阴斋校刊本辑有补遗。

《郡斋读书志》载《香谱》一卷，《遂初堂书目》有《洪氏香谱》，不著卷数，《宋史・艺文志》载洪刍《香谱》五卷。又明周嘉胄《香乘》卷二八录有《洪氏香谱序》。有《百川学海》本、明刻本、《四库全书》本、《学津讨原》本、洪氏《晦木斋丛书》本、清光绪元年泾县朱氏惜分阴斋刻本、说部新书本。今以《百川学海》本为底本，并以《文渊阁四库全书》本为参校，同时参考《生活与博物丛书・器物珍玩编》（上海古籍出版社，1993 年）进行整理，且于卷首载录洪氏《自序》。

洪氏香谱序

《书》称“至治馨香”、“明德惟馨”，反是则曰“腥闻在上”，传以“芝兰之室”、“鲍鱼之肆”为善恶之辨。《离骚》以兰蕙、杜蘅为君子，粪壤、萧艾为小人。君子澡雪其身心，熏祓以道义，有无穷之闻。余之谱香，亦是意云。

卷上

香之品

龙脑香

《酉阳杂俎》云：“出波律国，树高八九丈，可六七尺围，叶圆而背白。其树有肥瘦，形似松脂，作杉木气。干脂谓之龙脑香，清脂谓之波律膏。子似豆蔻，皮有甲错。”《海药本草》云：“味苦辛，微温，无毒。主内外障眼、三虫，疗五痔，明目、镇心、秘精。又有苍龙脑，主风疹、皯人。膏煎良，不可点眼。明净如雪花者善，久经风日，或如麦麸者不佳云。合黑豆、糯米、相思子贮之，不耗。”今复有生熟之异：称生龙脑，即上之所载是也，其绝妙者，目曰梅花龙脑；有经火飞结成块者，谓之熟龙脑，气味差薄焉，盖易入他物故也。

麝香

《唐本草》云：“生中台川谷，及雍州、益州皆有之。”陶隐居云：“形似獐，常食柏叶及啖蛇。或于五月得者，往往有蛇皮骨。主辟邪，杀鬼精、中恶、风毒，疗伤。多以一子真香分糅作三四子，刮取血膜，杂以余物。大都亦有精粗，破皮毛共在裹中者为胜。或有夏食蛇虫多，至寒香满，入春患急痛，自以脚剔出，人有得之者，此香绝胜。带麝，非但香辟恶，以香真者一子着脑间枕之，辟恶梦及尸疰鬼气。”今或传有水麝脐，其香尤美。

沉水香

《唐本草》注云：“出天竺、单于二国，与青桂、鸡骨、馢香同是一树。叶似橘，经冬不雕；夏生花，白而圆细；秋结实如槟榔，色紫似葚，而味辛。疗风水毒肿，去恶气。树皮青色，木似榉柳，重实黑色沉水者是。今复有生黄而沉水者，谓之蜡沉；又其不沉者，谓之生结。”又《拾遗解纷》云：“其树如椿，常以水试，乃知。”余见下卷《天香传》中。

白檀香

陈藏器云：“《本草拾遗》曰：‘树如檀，出海南。主心腹痛、霍乱、中恶、鬼气，杀虫。’”又《唐本草》云：“味咸，微寒。主恶风毒。出昆仑盘盘之国。主消风积、水肿。”又有紫真檀，人磨之，以涂风肿。虽不生于中华，而人间遍有之。

苏合香

《神农本草》云：“生中台川谷。”陶隐居云：“俗传是师子粪，外国说不尔。今皆从西域来，真者难别。紫赤色如紫檀坚实，极芬香，重如石，烧之，灰白者佳。主辟邪、疰、痫、痓，去三虫。”

安息香

《本草》云：“出西戎。似柏脂，黄黑色为块，新者亦柔软。味辛苦，无毒。主心腹恶气、鬼疰。”《酉阳杂俎》曰：“安息香，出波斯国，其树呼为辟邪。树长三丈许，皮色黄黑，叶有四角，经冬不凋。二月有花，黄色，心微碧，不结实。刻皮，出胶如饴，名安息香。”

郁金香

《魏略》云：“生大秦国。二、三月花如红蓝，四、五月采之。其香十二叶，为百草之英。”《本草拾遗》曰：“味苦，无毒。主虫毒、鬼疰、鸦鹘等臭，除心腹间恶气、鬼疰。入诸香用。”《说文》曰：“郁金，芳草。煮以酿鬯，以降神也。”

鸡舌香

《唐本草》云：“生昆仑及交、爱以南。树有雌雄，皮叶并似栗，其花如梅。结实似枣核者，雌树也，不入香用；无子者，雄树也，采花酿以成香。微温，主心痛、恶疮，疗风毒，去恶气。”

薰陆香

《广志》云："生南海。"又《僻方注》曰："即罗香也。"《海药本草》云："味平温，无毒。主清人神。其香树一名马尾，香是树皮鳞甲，采之复生。"又《唐本草》注云："出天竺国及邯郸。似枫松脂，黄白色。天竺者多白，邯郸者夹绿色。香不甚烈，微温。主伏尸、恶气，疗风水肿毒、恶疮。"

詹糖香

《本草》云："出晋安、岑州及交、广以南。树似橘，煎枝叶为之，似糖而黑。多以其皮及蠹粪杂之，难得淳正者。惟软乃佳。"

丁香

《山海经》曰："生东海及昆仑国。二、三月花开，七月方结实。"《开宝本草》注云："生广州。树高丈余，凌冬不凋。叶似栎，而花圆细，色黄。子如丁，长四五分，紫色，中有粗大长寸许者，俗呼为母丁香。击之则顺理而折。味辛，主风毒诸肿。能发诸香，及止干霍乱呕吐，［各］验。"

波律香

《本草拾遗》曰："出波律国，与龙脑同树之清脂也。除恶气，杀虫疰。"见"龙脑香"，即波律膏也。

乳香

《广志》云："即南海波斯国松树脂，有紫赤樱桃者，名乳香，盖薰陆之类也，仙方多用辟邪。其性温，疗耳聋、中风、口噤、妇人血风，能发酒，治风冷，止大肠泄僻，疗诸疮疖，令内消。"今以通明者为胜，目曰的乳，其次曰拣香，又次曰瓶香，然多夹杂成大块，如沥青之状。又其细者，谓之香缠。

青桂香

《本草拾遗》曰："即沉香同树细枝、紧实未烂者。"

鸡骨香

《本草拾遗》记曰："亦馢香中形似鸡骨者。"

木香

《本草》云："一名蜜香，从外国舶上来。叶似薯蓣，而根大，花紫色，功效极多。味辛温，而无毒。主辟温，疗气劣、气不足，消毒，杀虫毒。"今以如鸡骨坚实、啮之粘齿者为上。复有马兜苓根，谓之青木香，非此之谓也。或云有二种，亦恐非耳。一谓之云南根。

降真香

《南州记》曰："生南海诸山。"又云："生大秦国。"《海药本草》曰："味温平，无毒。主天行时气，宅舍怪异，并烧之有验。”《仙传》云：“烧之感引鹤降。醮星辰烧此香，甚为第一。小儿带之，能辟邪气。其香如苏方木，然之初不甚香，得诸香和之，则特美。”

艾蒳香

《广志》云：“出西国，似细艾。”又云：“松树皮绿衣，亦名艾蒳，可以合诸香烧之。能聚其烟，青白不散。”《本草拾遗》曰：“味温，无毒。主恶气，杀蛀虫，主腹冷泄痢。”

甘松香

《本草拾遗》曰：“味温，无毒。主鬼气，卒心腹痛、胀满。浴人身令香。从生，叶细。”《广志》云：“甘松香，生凉州。”

零陵香

《南越志》云：“一名燕草，又名薰草。生零陵山谷，叶如罗勒。”《山海经》曰：“薰草，似麻叶，方茎，气如蘼芜，可以止疠。”即零陵香。味苦，无毒。主恶气，注心腹痛、下气。令体香，和诸香或作汤丸用，得酒良。

茅香花

《唐本草》云：“生剑南诸州。其茎叶黑褐色，花白，非白茅也。味苦温，无毒。主中恶，温胃，止呕吐。叶苗可煮汤浴，辟邪气，令人香。”

馢香

《本草拾遗》曰：“亦沉香同树，以其肌理有黑脉者谓之也。”黄熟香，亦馢香之类也，但轻虚枯朽不堪者。今和香中皆用之。

水盘香

类黄熟而殊大，多雕为香山佛像，并出舶上。

白眼香

亦黄熟之别名也。其色差白，不入药品，和香或用之。

叶子香

即馢香之薄者。其香尤胜于馢，又谓之龙鳞香。

雀头香

《本草》云：“即香附子也，所在有之。叶茎都似三棱，根若附子，周匝多毛。交州者最胜，大如枣核，近道者如杏仁许。荆襄人谓之莎草。根大下气，除胸腹中热，合和香用之尤佳。”

芸香

《仓颉解诂》曰：“芸蒿，似邪蒿，可食。”鱼豢《典略》云：“芸香，辟纸鱼蠹，故藏书台称芸台。”

兰香

《川本草》云："味辛平，无毒。主利水道，杀虫毒，辟不祥。"一名水香，生大吴池泽。叶似兰，尖长有岐，花红白色而香。煮水，浴以治风。

芳香

《本草》云："即白芷也。一名茝，又名虈，又曰莞，又曰符离，又名泽芬。生下湿地，河东川谷尤佳，近道亦有。道家以此香浴，去尸虫。"

蘹香

《本草》云："即杜衡也。叶似葵，形如马蹄，俗呼为马蹄香。药中少用，惟道家服用，令人身香。"

蕙香

《广志》云："蕙草，绿叶紫花。魏武帝以为香，烧之。"

白胶香

《唐本草》注云："树高大，木理细，茎叶三角，商洛间多有。五月斫为坎，十一月收脂。"《开宝本草》云："味辛苦，无毒。主瘾疹、风痒、浮肿。即枫香脂。"

都梁香

《荆州记》曰："都梁县有山，山上有水，其中生兰草，因名都梁香，形如霍香。古诗曰：'博山炉中百和香，郁金苏合及都梁。'"《广志》云："都梁出淮南，亦名煎泽草也。"

甲香

《唐本草》云："蠡类。生云南者，大如掌，青黄色，长四五寸，取黡烧灰用之。南人亦煮其肉啖。"今合香多用，谓能发香，复来香烟。须酒蜜煮制方可用，法见下。

白茅香

《本草拾遗记》曰："味甘平，无毒。主恶气，令人身香。煮汁服之，主腹内冷痛。生安南，如茅根，道家用煮汤沐浴。"

必栗香

《内典》云："一名化木香，似老椿。"《海药本草》曰："味辛温，无毒。主鬼疰、心气，断一切恶气。叶落水中，鱼暴死。木可为书轴，辟白鱼，不损书。"

兜娄香

《异物志》云："出海边国，如都梁香。"《本草》曰："性微温，疗霍乱、心痛，主风水毒肿、恶气，止吐逆。"亦合香用，茎叶似水苏。

蔼车香

《本草拾遗》曰："味辛温。主鬼气，去臭及虫鱼蛀物。生彭城，高数尺，白花。"《尔雅》曰："蔼车，艺舆。"注曰："香草也。"

兜纳香

《广志》曰："生剽国。"《魏略》曰："出大秦国。"《本草拾遗》曰："味温甘，无毒。去恶气，温中除冷。"

耕香

《南方草木状》曰："耕香，茎生细叶。"《本草拾遗》曰："味辛温，无毒。主臭鬼气，调中。生乌浒国。"

木蜜香

《内典》云："状若槐树。"《异物志》云："其叶如椿。"《交州记》云："树似沉香。"《本草拾遗》曰："味甘温，无毒。主辟恶，去邪、鬼疰。生南海诸山中。种五六年，便有香也。"

迷迭香

《广志》云："出西域。魏文帝有赋，亦尝用。"《本草拾遗》曰："味辛温，无毒。主恶气，令人衣香，烧之去邪。"

香之异

都夷香

《洞冥记》："香如枣核，食一颗，历月不饥。或投水中，俄满大盂也。"

荼芜香

《王子年拾遗记》："燕昭王广延国二舞人，帝以荼芜香屑铺地四五寸，使舞人立其上，弥日无迹。香出波弋国，浸地则土石皆香；着朽木腐草，莫不茂蔚；以薰枯骨，则肌肉皆生。"又出《独异志》。

辟寒香　辟邪香　瑞麟香　金凤香

皆异国所献。《杜阳编》云："自两汉至皇唐，皇后、公主乘七宝辇，四面缀五色玉香囊，囊中贮上四香，每一出游，则芬馥满路。"

月支香

《瑞应图》："大汉二年，月支国贡神香，武帝取看之，状若燕卵，凡三枚，大似枣。帝不烧，付外库。后长安中大疫，宫人得疾，众使者请烧一枚，以辟疫气。帝然之，宫中病者差，长安百里内闻其香，积九月不歇。"

振灵香

《十洲记》："聚窟州有大树如枫，而叶香闻数百里，名曰返魂树。根于玉釜中，煮汁如饴，名曰惊精香，又曰振灵香，又曰返生香，又曰马精香，又名却死香。一种五名，灵物也。香闻数百里，死尸在地，闻即活。"

千亩香

《述异记》曰："南郡有千亩香林，名香往往出其中。"

十里香

《述异记》曰："千年松香，闻于十里。"

䔼齐香

《酉阳杂俎》曰："出波斯国拂林，呼为顶勃梨咃。长一丈余，围一尺许，皮色青薄而极光净，叶似阿魏，每三叶生于条端，无花结实。西域人常八月伐之。至冬更抽新条，极滋茂，若不剪除，返枯死。七月断其枝，有黄汁，其状如蜜，微有香气，入药疗百病。"

龟甲香

《述异记》曰："即桂香之善者。"

兜末香

《本草拾遗》曰："烧，去恶气，除病疫。"《汉武帝故事》

曰："西王母降，上烧是香。兜渠国所献，如大豆，涂宫门，香闻百里。关中大疫，死者相枕，烧此香，疫则止。"《内传》云："死者皆起。"此则灵香，非中国所致。

沉光香

《洞冥记》："涂魂国贡，门中烧之有光，而坚实难碎，太医以铁杵舂如粉而烧之。"

沉榆香

《封禅记》："黄帝列珪玉于兰蒲席上，然沉榆香，舂杂宝为屑，以沉榆和之若泥，以分尊卑、华戎之位。"

茵墀香

《拾遗记》："灵帝初平三年，西域献。煮汤辟疠，宫人以沐头。"

石叶香

《拾遗记》曰："此香叠叠状如云母，其气辟疠。魏文帝时题腹国献。"

凤脑香

《杜阳编》："穆宗尝于藏真岛前焚之，以崇礼敬。"

紫术香

《述异记》："一名红蓝香，又名金香，又名麝香、草香，出苍梧、桂林二郡界。"

威香

孙氏《瑞应图》曰："瑞草，曰一名威蕤，王者礼备，则生于殿前。"又云："王者爱人命，则生。"

百濯香

《拾遗记》："孙亮宠姬四人，合四气香，皆殊方异国所献。凡经践蹑安息之处，香气在衣，弥年不歇。因香名百濯，复目其室曰思香媚寝。"

龙文香

《杜阳编》："武帝时所献，忘其国名。"

千步香

《述异记》："南海出千步香，佩之，香闻于千步。"草也。今海隅有千步草，是其种也。叶似杜若，而红碧相杂。《贡籍》曰："南郡贡千步香。"

薰肌香

《洞冥记》："用薰人肌骨，至老不病。"

蘅芜香

《拾遗记》："汉武帝梦李夫人授蘅芜之香，帝梦中惊起，香气犹着衣枕，历月不歇。"

九和香

《三洞珠囊》曰："天人玉女捣罗天香，按擎玉炉烧九和之香。"

九真雄麝香

《西京杂记》："赵昭仪上姊飞燕三十五物，有青木香、沉水香、九真雄麝香。"

罽宾国香

《卢氏杂说》："杨牧尝召崔安石食，盘前置香一炉，烟出如楼台之状。崔别闻一香，非似炉烟，崔思之。杨顾左右，取白角碟子，盛一漆球子呈崔曰：'此罽宾国香，所闻即此香也。'"

拘物头花香

《唐太宗实录》曰："罽宾国进拘物头花香，香闻数里。"

升霄灵香

《杜阳编》："同昌公主薨，主哀痛，常令赐紫尼及女道冠焚升霄灵之香，击归天紫金之磬，以导灵升。"

祇精香

《洞冥记》：“出涂魂国，烧此香，魑魅精祇皆畏避。”

飞气香

《三洞珠囊隐诀》云：“真檀之香、夜泉玄脂朱陵飞之香、返生之香，皆真人所烧之香也。”

金磾香

《洞冥记》：“金日磾既入侍，欲衣服香洁，变胡虏之气，自合此香，帝果悦之。日磾尝以自薰，宫人以见者，以增其媚。”

五香

《三洞珠囊》曰：“五香，一株五根，一茎五枝，一枝五叶，一叶间五节，五五相对，故先贤名之。五香之木，烧之十日，上彻九星之天，即青木香也。”

千和香

《三洞珠囊》：“峨嵋山孙真人，然千和之香。”

兜娄婆香

《楞严经》：“坛前别安一小炉，以此香煎取香水，沐浴其炭，然令猛炽。”

多伽罗香

《释氏会要》曰：“多伽罗香，此云根香；多摩罗跋香，此云藿香。旃檀，释云与乐，即白檀也，能治热病；赤檀，能治风肿。”

大象藏香

《释氏会要》曰：“因龙斗而生。若烧其一丸，兴大光明，细云覆上，味如甘露，七昼夜，降其甘雨。”

牛头旃檀香

《华严经》云：“从离垢出，若以涂身，火不能烧。”

羯布罗香

《西域记》云：“其树松身异叶，花果亦别。初采既湿，尚未有香；木干之后，循理而折之，其中有香。木干之后，色如冰雪。亦龙脑香。”

薝卜花香

《法华经》云：“须曼那华香、阇提华香、末利花香、罗罗华香、青赤白莲华香、华树香、果树香、旃檀香、沉水香、多摩罗跋香、多伽罗香、象香、马香、男香、女香、拘鞞陁罗树香、曼陁罗花香、殊沙华香。”

卷下

香之事

述香

《说文》曰："芳也。篆从黍从甘，隶省作'香'。"《春秋》传曰："黍稷馨香。"凡香之属，皆从香。香之远闻曰馨，香之美者曰𩡖，音使。香之气曰馦、火兼反。曰馣、音淹。曰馧、于云反。曰馥、扶福反。曰馤、音爱。曰𩡧、方灭反。曰馪、音缤。曰馢、音笺。曰馛、步末反。曰𩡷、匹结反。曰馝、满结反。曰馞、音悖。曰馠、火含反。曰馩、音焚。曰馚、上同。曰䭯、奴昆反。曰𩡽、音彭，𩡽𩡽，大香。曰馟、他胡反。曰䭲、音倚。曰馜、音你。曰䭱、普没反。曰䭸、满结反。曰䭴、普灭反。曰馫、乌孔反。曰𩡽。音瓢。

至治馨香。《尚书》曰："至治馨香，感于神明。"

有飶其香。《毛诗》："有飶其香，邦家之光。"

其香始升。《毛诗》："其香始升，上帝居歆。"

昭其馨香。《国语》："其德足以昭其馨香。"

国香。《左传》："兰有国香。"

久而闻其香。《国语》："入芝兰之室，久而闻其香。"

香序

宋范晔，字蔚宗，撰《和香方》，其序云："麝本多忌，过分必害。沈实易和，盈斤无伤。零藿惨虐，詹糖粘湿。甘松、苏合、安息、郁金、捺多、和罗之属，并被于外国，无取于中士。又枣膏昏蒙，甲馢浅俗，非惟无助于馨烈，乃当弥增于尤疾也。”此序所言，悉以比类朝士：麝本多忌，比庾憬之；枣膏昏蒙，比羊玄保；甲馢浅俗，比徐湛之；甘松、苏合，比惠休道人；沈实易和，盖自比也。

香尉

《述异记》：“汉雍仲子进南海香物，拜涪阳尉，人谓之香尉。”

香市

《述异记》曰：“南有香市，商人交易香处。”

薰炉

应劭《汉官仪》曰：“尚书郎入直台中，给女侍史二人，皆选端正，指使从直。女侍史执香炉烧薰以从入台中，给使护衣。”

怀香

《汉官典职》曰：“尚书即怀香握兰，趋走丹墀。”

香户

《述异记》曰：“南海郡有采香户。”

香洲

《述异记》曰："朱崖郡洲中出诸异香，往往不知名者。"

披香殿

汉宫阙名。长安有合欢殿、披香殿。

采香径

《郡国志》："吴王阖闾起响屧廊、采香径。"

啖香

《杜阳编》："元载宠姬薛瑶英母赵娟，幼以香啖英，故肌肉悉香。"

爱香

《襄阳记》："刘季和性爱香，常如厕还，辄过香炉上。主簿张坦曰：'人名公作俗人，不虚也。'季和曰：'荀令君至人家，坐席三日香，为我如何？'坦曰：'丑妇效颦，见者必走。公欲遁走耶？'季和大笑。"

含香

应劭《汉官》曰："侍中刁存年老口臭，上出鸡舌香，含之。"

窃香

《晋书》："韩寿，字德真，为贾充司空掾。充女窥见寿而悦焉，因婢通殷勤，寿踰垣而至。时西域有贡奇香，一着人，经月不歇，帝以赐充，其女密盗以遗寿。后充与寿宴，闻其芬馥，意知女与寿通，遂秘之，以女妻寿。"

香囊

谢玄常佩紫罗香囊，谢安患之，而不欲伤其意，因戏赌取焚之，玄遂止。又古诗云："香囊悬肘后。"

沉香床

《异苑》："沙门支法有八尺沉香床。"

金炉

魏武《上杂物疏》曰："御物三十种，有纯金香炉一枚。"

博山香炉

《东宫故事》曰："皇太子初拜，有铜博山香炉。"《西京杂记》："丁缓又作九层博山香炉。"

被中香炉

《西京杂记》："被中香炉，本出房风。其法后绝，长安巧工丁缓始更之。机环运转四周，而炉体常平，可置之于被褥，故以为名。”

沉香火山

《杜阳编》：“隋炀帝每除夜，殿前设火山数十，皆沉香木根。每一山焚沉香数车，暗即以甲煎沃之，香闻数十里。”

檀香亭

《杜阳编》：“宣州观察使杨牧造檀香亭子，初成，命宾乐之。”

沉香亭

《李白后集序》：“开元中，禁中初重木芍药，即今牡丹也。得四本，红、紫、浅红、通白者，上因移植于兴庆池东、沉香亭前。”

五色香烟

《三洞珠囊》：“许远游烧香，皆五色香烟出。”

香珠

《三洞珠囊》：“以杂香捣之，丸如梧桐子大，青绳穿，此三皇真元之香珠也。烧之，香彻天。”

金香

右司命君王易度游于东板广昌之城、长乐之乡，天女灌以平露金香、八会之汤、琼凤玄脯。

鹊尾香炉

宋玉贤，山阴人也，既禀女质，厥志弥高。自专年及笄，应适（女）［外］兄许氏，密具法服登车。既至夫门，时及交礼，更着黄巾裙，手执鹊尾香炉，不亲妇礼，宾主骇愕。夫家力不能屈，乃放还，遂出家。梁大同初，隐弱溪之间。

百刻香

近世尚奇者作香篆，其文准十二辰，分一百刻，凡然一昼夜已。

水浮香

然纸灰，以印香篆，浮之水面，爇竟不沉。

香兽

以涂金，为狻猊、麒麟、凫鸭之状，空中以然香，使烟自口出，以为玩好。复有雕木、埏土为之者。

香篆

镂木以为之，以范香尘，为篆文。然于饮席或佛像前，往往有至二三尺径者。

焚香读《孝经》

《陈书》：“岑之敬，字思礼，淳谨有孝行。五岁读《孝经》，必焚香正坐。”

防蠹

徐陵《玉台新咏序》曰：“辟恶生香，聊防羽陵之蠹。”

香溪

吴宫故有香溪，乃西施浴处，又呼为脂粉溪。

床畔香童

《天宝遗事》：“王元宝好宾客，务于华侈，器玩服用僭于王公，而四方之士尽归仰焉。常于寝帐床前刻矮童二人，捧七宝博山香炉，自暝焚香彻曙。其骄贵如此。”

四香阁

《天宝遗事》云：“杨国忠尝用沉香为阁，檀香为栏槛，以麝香、乳香筛土和为泥饰阁壁。每于春时木芍药盛开之际，聚宾于此阁上赏花焉。禁中沉香之亭，逮不侔此壮丽者也。”

香界

《楞严经》云：“因香所生，以香为界。”

香严童子

《楞严经》云：“香严童子白佛言：‘我诸比丘烧水沉香，香气寂然，来入鼻中，非木非空，非烟非火，去无所著，来无所从。由是意销，发明无漏，得阿罗汉。’”

天香传

见丁晋公本集。

古诗咏香炉

四座且莫喧，愿听歌一言。请说铜香炉，崔嵬象南山。上枝似松柏，下根据铜盘。雕文各异类，离娄自相连。谁能为此器，公输与鲁般。朱火然其中，青烟飏其间。顺风入君怀，四座莫不欢。香风难久居，空令蕙草残。

齐刘绘咏博山香炉诗

参差郁佳丽，合沓纷可怜。蔽亏千种树，出没万重山。上镂秦王子，驾鹤乘紫烟。下刻蟠龙势，矫首半衔连。傍为伊水丽，芝盖出岩间。复有汉游女，拾羽弄余妍。荣色何杂糅，缛绣更相鲜。麏麚或腾倚，林薄杳芊眠。掩华如不发，含熏未肯然。风生四阶树，露湛曲池莲。寒虫飞夜室，秋虚没晓天。

梁昭明太子铜博山香炉赋

禀至精之纯质，产灵岳之幽深。探般倕之妙旨，运公输之巧心。有蕙带而岩隐，亦霓裳而升仙。写嵩山之巃嵸，象邓林之阡眠。于时青烟司寒，夕光翳景；翠帷已低，兰膏未屏。炎蒸内耀，苾芬外扬。以庆云之呈色，若景星之舒光。信名嘉而器美，永为玩于华堂。

汉刘向薰炉铭

嘉此正气，崭岩若山。上贯太华，承以铜盘。中有兰绮，朱火青烟。

梁孝元帝香炉铭

苏合氤氲，飞烟若云。时浓更薄，乍聚还分。火微难尽，风长易闻。孰云道力，慈悲所薰。

古诗

博山炉中百和香，郁金苏合与都梁。

红罗复斗帐，四角垂香囊。

开奁集香苏，金炉绝沈燎。

金泥苏合香，薰炉杂枣香。

丹毂七车香，百和裛衣香。

香之法

蜀王薰御衣法

丁香、馢香、沉香、檀香、麝香，已上各一两。甲香。三两，制如常法。右件香捣为末，用白沙蜜轻炼过，不得热用，合和令匀，入用之。

江南李王帐中香法

右件用沉香一两，细剉，加以鹅梨十枚，研取汁于银器内盛却，蒸三次，梨汁干，即用之。

唐化度寺牙香法

沉香、一两半。白檀香、五两。苏合香、一两。甲香、一两煮。龙脑、半两。麝香。半两。右件香细剉，捣为末，用马尾筛罗，炼蜜溲和，得所用之。

雍文彻郎中牙香法

沉香、檀香、甲香、馢香，各一两。黄熟香，一两。龙、麝。各半两。右件捣罗为末，炼蜜拌和匀，入新瓷器中贮之，密封，埋地中一月，取出用。

延安郡公蘂香法

玄参、半斤，净洗去尘土，于银器中以水煮，令熟，控干，切入铫中，慢火炒，令微烟出。甘松、四两，择去杂草、尘土，方秤定，细剉之。白檀香、剉。麝香、颗者，俟别药成末，方入研。的乳香。细研，同麝入。上三味各二钱。右并新好者，杵罗为末，炼蜜和匀，丸如鸡头大。每药末一两，使熟蜜一两，未丸前，再入杵臼百余下，油单密封，贮瓷器中，旋取烧之。

供佛湿香法

檀香，二两。零陵香、馥香、藿香、白芷、丁香皮、甜参，各一两。甘松、乳香，各半两。消石。一分。右件依常法事治，碎剉，焙干，捣为细末。别用白茅香八两，碎擘，去泥，焙干，用火烧，候火焰欲绝，急以盆盖，手巾围盆口，勿令通气，放冷。取茅香灰，捣为末，与前香一处，逐旋入经炼好蜜相和，重入药臼，捣令软硬得所，贮不津器中，旋取烧之。

牙香法

沉香、白檀香、乳香、青桂香、降真香、甲香、灰汁，煮少时，取出放冷，用甘水浸一宿，取出，令焙干。龙脑、麝香。已上八味，各半两，捣罗为末，炼蜜，拌令匀。右别将龙脑、麝香于净器中研细，入令匀，用之。

又牙香法

黄熟香、馥香、沉香，各五两。檀香、零陵香、藿香、甘松、丁香皮，各三两。麝香、甲香，三两，黄泥浆煮一日后，用酒煮一日。硝石、龙脑，各三分。乳香。半两。右件除硝石、龙脑、乳、麝同研细外，将诸香捣罗为散，先用苏合油一茶脚许，更入炼过蜜二斤，搅和令匀，以瓷合贮之，埋地中一月，取出用之。

又牙香法

沉香，四两。檀香，五两。结香、藿香、零陵香、甘松，已上各四两。丁香皮、甲香，各二分。麝香、龙脑，各三分。茅香。四两，烧灰。右件为细末，炼蜜和匀，用之。

又牙香法

生结香、馢香、零陵香、甘松，各三两。藿香、丁香皮、甲香，各一两。麝香。一钱。右为粗末，炼蜜，放冷，和匀，依常法窨过，爇之。

又牙香法

檀香、玄参，各三两。甘松，二两。乳香、龙麝。各半两，令研。右先将檀香、玄参剉细，盛于银器内，以水浸，慢火煮，水尽取出。焙干，与甘松同捣罗为末，次入乳香末等，一处用生蜜和匀，久窨，然后用之。

又牙香法

白檀香、八两，细劈作片子，以腊茶清浸一宿，控出，焙令干；用蜜酒中拌，令得所，再浸一宿，火焙干。沉香、三两。生结香，四两。龙脑、麝香，各半两。甲香。一两，先用灰煮，次用一生土煮，次用酒蜜煮，漉出用。右令将龙、麝别研外，诸香同捣罗，入生蜜拌匀，以瓷罐贮，窨地中，月余出。

印香法

夹馢香、白檀香，各半两。白茅香，二两。藿香，一分。甘松、甘草、乳香，各半两。馢香，二两。麝香，四钱。甲香，一分。龙脑，一钱。沉香。半两。右除龙、麝、乳香别研外，都捣罗为末，拌和令匀，用之。

又印香法

黄熟香、六斤。香附子、丁香皮，五两。藿香、零陵香、檀香、白芷，各四两。枣、半斤，焙。茅香、二斤。茴香、二两。甘松、半斤。乳香、一两，细研。生结香。四两。右捣罗细末，如常法用之。

傅身香粉法

英粉、令研。青木香、麻黄根、附子、炮。甘松、藿香、零陵香。已上各等分。右件除英粉外，同捣罗为细末，用夹绢袋盛，浴了傅之。

梅花香法

甘松、零陵香，各一两。檀香、茴香，各半两。丁香，一百枚。龙脑。少许，别研。右为细末，炼蜜令合和之，干湿得中用。

衣香法

零陵香，一斤。甘松、檀香，各十两。丁香皮，半两。辛夷，半两。茴香。一分。右捣罗为末，入龙、麝少许，用之。

窨酒龙脑丸法

龙、麝，二味，用研。丁香、木香、官桂、胡椒、红豆、缩砂、白芷，已上各一分。马哱。少许。右除龙、麝令研外，同捣罗为细末，蜜为丸，和如樱桃大，一斗酒置一丸于其中，却封系令密，三五日开饮之，其味特香美。

毬子香法

艾蒳、一两，松树上青衣是也。酸枣，一升，入水少许，研取汁一碗，日煎成膏用。丁香、檀香、茅香、香附子、白芷，五味，各半两。草荳蔻、一枚，去皮。龙脑。少许，令研。右除龙脑令研外，都捣罗，以枣膏与熟蜜合和得中，入臼杵，令不粘杵即止。丸如梧桐子大，每烧一丸欲尽，其烟直上如一毬子，移时不散。

窨香法

凡和合香，须入窨，贵其燥湿得宜也。每合香和讫，约多少，用不津器贮之，封之以蜡纸，于静室屋中入地三五寸瘗之。月余日取出，逐旋开取然之，则其香尤馣馤也。

薰香法

凡薰衣，以沸汤一大瓯置薰笼下，以所薰衣覆之，令润气通彻，贵香入衣难散也。然后于汤炉中烧香饼子一枚，以灰盖或用薄银碟子尤妙。置香在上薰之，常令烟得所。薰讫叠衣，隔宿衣之，数日不散。

造香饼子法

软灰三斤、蜀葵叶或花一斤半贵其粘。同捣，令匀细如末可丸，更入薄糊少许，每如弹子大，捏作饼子。晒干，贮瓷瓶内，逐旋烧用。如无葵，则以炭中半入红花滓同捣，用薄糊和之亦可。

附：《四库全书总目》卷一一五

《香谱》二卷：内府藏本。旧本不著撰人名氏。左圭《百川学海》题为宋洪刍撰。刍字驹父，南昌人。绍圣元年进士，靖康中官至谏议大夫，谪沙门岛以卒。所作《香谱》，《宋史·艺文志》著录。周紫芝《太仓稊米集》有《题洪驹父香谱后》，曰“历阳沈谏议家昔号藏书最多者，今世所传《香谱》，盖谏议公所自集也，以为尽得诸家所载香事矣。以今洪驹父所集观之，十分未得其一二也。余在富川作妙香寮，永兴郭元寿赋长篇。其后贵池丞刘君颖与余凡五赓其韵，往返十篇，所用香事颇多，犹有一二事，驹父《谱》中不录者”云云。则当时推重刍《谱》，在沈立《谱》之上。然晁公武《读书志》称刍《谱》“集古今香法，有郑康成汉官香、《南史》小宗香、《真诰》婴香、戚夫人迫驾香、唐员半千香，所记甚该博。然《通典》载历代祀天用水沈香，独遗之”云云。此本有“水沈香”一条，而所称郑康成诸条乃俱不载，卷数比《通考》所载刍《谱》亦多一卷，似非刍作。沈立《谱》久无传本，《书录解题》有侯氏《萱堂香谱》二卷，不知何代人，或即此书耶？其书凡分四类，曰香之品、香之异、香之事、香之法，亦颇赅备，足以资考证也。

名香谱

（宋）叶廷珪

叶廷珪，字嗣忠，号翠岩，瓯宁（今福建建瓯）人。宋徽宗政和五年（1115）进士，除武邑丞，转知德兴县。宋高宗绍兴中知福清县，召为太常寺丞，迁兵部郎中。十八年（1148），以左朝请大夫知泉州，后移漳州。著有《海录碎事》二十二卷。事见《宋史翼》卷二七、《闽中理学渊源考》卷一四。

是书有《说郛》本及《香艳丛书》本，又明周嘉胄《香乘》卷二八录有《叶氏香录序》。今以宛委山堂一百二十卷《说郛》本为底本、以《生活与博物丛书·器物珍玩编》（上海古籍出版社，1993年）为参考做点校，并于卷首载录叶氏《自序》。

叶氏香录序

古者无香，燔柴焫萧，尚气臭而已。故香之字，虽载于经，而非今之所谓香也。至汉以来，外域入贡，香之名始见于百家传记。而南蕃之香，独后出焉，世亦罕知，不能尽之。余于泉州职事，实兼舶司，因蕃商之至，询究本末，录之以广异闻，亦君子耻一物不知之意。绍兴二十一年，左朝请大夫、知泉州军州事叶廷珪序。

蝉蚕香

交址所贡，唐宫中呼为瑞龙脑。

茵犀香

西域献，汉武帝用之煮汤辟疠。

石叶香

魏文帝时腹题国贡，状如云母，可以辟疫。

百濯香

孙亮为四姬合四炁香衣，香百濯不落，因名。

凤髓香

唐穆宗藏真岛出，焚之崇礼。

紫述香

《述异记》云："又名麝香草。"

都夷香

《洞冥记》云："香如枣核，食之不饥。"

荃芜香

燕昭王时出波弋国，浸地则土石皆香。

辟邪香　瑞麟香　金凤香

唐同昌公主带玉香囊中，芬馥满路。

月支香

月支国进，如卵。烧之，辟疫百里，九月不散。

振灵香

《十洲记》云："聚窟洲有树如枫叶，香闻数百里。"

返魂香　震檀香　惊精香　返生香　却死香

月支国一香五名，尸埋地下者，闻之即活。

千亩香

《述异记》云："以林名香。"

䕷齐香

出波斯国，入药治百病。

龟甲香

《述异记》云："即桂香之善者。"

兜末香

《本草》："汉武帝西王母降，焚是香也。"

沉光香

《洞冥记》云："涂魂国，烧之有光。"

沉榆香

《拾遗记》："黄帝封禅焚之。"

蘅芜香

汉武帝梦李夫人授此香。

百蕴香

飞燕浴身用此。

月麟香

文帝宫中爱女，号袖里春。

辟寒香

焚之可以辟寒。

龙文香

汉武帝时外国进。

千步香

南郡所贡，焚之，千步内犹有香气。

九和香

《三洞珠囊》曰："玉女擎玉炉焚之。"

九真香　青木香　沉水香

皆合德上飞燕禭中物。

罽宾国香

杨牧席间焚之，上有楼台之状。

拘勿头华香

拘勿头国进，香闻数里。

精祇香

出涂魂国，焚之辟鬼。

飞气香

《珠囊》曰："真人所烧。"

五枝香

烧之十日，上彻九重。

羯布罗香

《西域记》云："树如松，色如冰雪。"

大象藏香

因龙斗而生，若烧一丸，兴大光明，珠如甘露。

兜娄婆香　牛头旃檀香

出释典。

明庭香　明天发日香

出胥陀寒国。

迷迭香

出西域，焚之去邪。

必栗香

焚之，去一切恶气。

揭车香

《本草》：“焚之，去蛀辟臭。”

刀圭第一香

唐昭宗赐崔胤一粒，终日旖旎。

曲水香

香盘即之，似曲水像。

鹰嘴香

番人出，焚之辟疫。

乳头香

曹务光理赵州，用盆焚，云："财易得，佛难求。"

助情香

安禄山进，玄宗含之，筋力不倦。

夜酣香

炀帝迷楼所梦也。

雀头香

魏文帝遣使于吴，求雀头香。

伴月香

徐铉月夜露坐，焚之，故名此。

鸡舌香

汉侍中刁存事。又尚书郎含鸡舌香奏事。

安息香

出三佛齐国。

亚湿香

出占城国。

金颜香

出大食、真腊国。

神精香 一名荃蘼，一名春芜。

出波弋，即前荃芜香也。其皮如丝，可以为布。

沉光香　明庭香　金碑香　涂魂香

元封中外国所献。

蓬莱香

即沉水香结未成者，成片如小芝及大菌之状。

鹧鸪斑香　思劳香

出日南，如乳香。

橄榄香

状如黑胶，炙烧毫粒，经旬不散。

桂海香志

（宋）范成大

范成大（1126—1193），字至能，晚号石湖居士。平江府吴县（今江苏苏州）人。宋高宗绍兴二十四年（1154）登进士第，累官中书舍人。乾道七年（1171）出知静江府，淳熙二年（1175）受任四川制置使。五年拜参知政事，旋被劾罢，退居石湖。绍熙四年卒，年六十八，谥曰文穆。著有《石湖集》、《揽辔录》、《吴船录》、《吴郡志》、《桂海虞衡志》等。

《桂海虞衡志》十三篇，曰《志山》《志金石》《志香》《志酒》《志器》《志禽》《志兽》《志虫鱼》《志花》《志果》《志草木》《志杂》《志蛮》。《桂海香志》即其中《志香》篇，明、清时已分刊单行。《桂海虞衡志》今传通行本有涵芬楼一百卷《说郛》本、明嘉靖刻《古今说海》本、明吴琯《古今逸史》本、明末陶珽重辑一百二十卷《说郛》本、《四库全书》本、清鲍廷博《知不足斋丛书》本等，然皆非足本。今以涵芬楼一百卷《说郛》本为底本，并以一百二十卷《说郛》本、孔凡礼《桂海虞衡志》本（《范成大笔记六种》，中华书局，2002年）为参照加以整理。

南方火行，其气炎上，药物所赋，皆味辛而嗅香。而如沉、笺之属，世专谓之香者，又美之所（种）［钟］也。世皆云二广出香，然广东香乃自舶上来，广右香（广）［产］海北者，亦凡品，惟海南最胜。人士未尝落南者未必尽知，故著其说。

沉水香

上品出海南黎峒，亦名土沉香，少大块。其次如茧栗角、如附子、如芝菌、如茅竹叶者皆佳，至轻薄如纸者，入水亦沉。香之节因久（垫）［蛰］土中，滋液下（向）［流］，结而为香。采时香面悉在下，其背带木性者乃出土上。环岛四郡（果）［界］皆有之，悉冠诸蕃所出。又以出万安者为最胜。说者谓万安山在岛正东，钟朝阳之气，香尤酝藉丰美。大抵海南香，气皆清淑如莲花、梅英、鹅梨、蜜脾之类，焚一博投许，氛翳弥室。翻之，四面悉香，至煤烬，气亦不焦。此海南香之辨也，北人多不甚识。盖海上亦自难得，省民以牛博之于众黎，一牛博香一担归，自差择，得沉水十不一二。中州人士但用广州舶、占城、真腊等香，近年又贵丁流、眉来者，予试之，乃不及海南中下品。舶香往往腥烈，不甚腥者，意味又短，带木性，尾烟必焦。其出海北者生交趾，及交人得之海外蕃舶而聚于钦州，谓之钦香。质重实，多大块，气尤酷烈，不复风味，惟可入药，南人贱之。

蓬莱香

亦出海南，即沉水香结未成者。多成片，如小笠及大菌之状，有径一二尺者。极坚实，色状皆似沉香，惟入水则浮，刳去其背带木处，亦多沉水。

鹧鸪班香

亦得之于海南，沉水、蓬莱及绝好笺香中槎牙轻松。色褐黑，而有白斑点点，如鹧鸪臆上毛。气尤清婉如莲花。

笺香

出海南。香如猬皮、栗蓬及渔蓑状，盖修治时雕镂费工，去木留香，棘刺森然。香之精钟于刺端，芳气与他处笺香迥别。出海北者聚于钦州，品极凡，与广东舶上生、熟、速结等香相埒。海南笺香之下，又有重漏、生结等香，皆下色。

光香

与笺香同品第，出海北及交趾，亦聚于钦州。多大块，如山石枯槎。气粗烈，如焚松桧，曾不能与海南笺香比。南人常以供日用及常程祭享。

沉香

出交趾。以诸香草合和蜜调，如薰衣香。其气温馨，自有一种意味，然微昏钝。

香珠

出交趾。以泥香捏成小巴豆状，琉璃珠间之，彩丝贯之，作道人数珠，入省地卖。南中妇人好带之。

思劳香

出日南。如乳香，沥青黄褐色，气如枫香。交趾人用以合和诸香。

排草

出日南。状如白茅，香芬烈如麝香。本亦用以合香，诸草香无及之者。

槟榔苔

出西南海岛。生槟榔木上，如松身之艾蒳。单爇极臭，交趾人用以合泥香，则能成温馨之气。功用如甲香。

橄榄香

橄榄木脂也，状如黑胶饴。江东人取黄连木及枫木脂以为榄香。盖其类出于橄榄，故独有清烈出尘之意，品格在黄连、枫香之上。桂林东江有此果，居人采香卖之，不能多得，以纯脂不杂木皮者为佳。

零陵香

宜、融等州多有之，土人编以为席荐坐褥，性暖宜人。零陵，今永州，实无此香。

陈氏香谱

（元）陈　敬

陈敬，字子中，河南人。仕履未详。《四库总目提要》称其为宋人，其书"首有至治壬戌熊朋来序，亦不载敬之本末"。然熊朋来《陈氏香谱序》有云"河南陈氏《香谱》，自子中至浩卿，再世乃脱稿"，李琳《序》中亦有"汴陈浩卿于清江出其先君子中斋公所辑《香谱》"，则知陈敬当为金末元初人，其书乃经其子陈浩卿方告完稿。清馆臣称陈敬为宋人，不确。

是书有《四库全书》本、清抄本等。本次整理即以《文渊阁四库全书》本为底本。

陈氏香谱序

香者，五臭之一，而人服媚之。至于为香谱，非世宦博物尝杭舶浮海者不能悉也。河南陈氏《香谱》，自子中至浩卿，再世乃脱稿。凡洪、颜、沈、叶诸谱具在，此编集其大成矣。《诗》《书》言香，不过黍、稷、萧、脂。故香之为字，从黍作甘。古者从黍稷之外，可焫者萧，可佩者兰，可鬯者郁，名为香草者无几，此时谱可无作。《楚辞》所录名物渐多，犹未取于遐裔也。汉、唐以来，言香者必取南海之产，故不可无谱。浩卿过彭蠡，以其谱视钓者熊朋来，俾为序。钓者惊曰："岂其乏使而及我？子再世成谱，亦不易，宜遴序者。岂无蓬莱玉署怀香握兰之仙儒？又岂无乔木故家芝兰芳馥之世卿？岂无岛服夷言夸香诧宝之舶官？又岂无神州赤县进香受爵之少府？岂无宝梵琳房闻思道韵之高人？又岂无瑶英玉蘂罗襦芗泽之女士？凡知香者，皆使序之。若仆也，灰钉之望既穷，薰习之梦久断，空有庐山一峰以为垆，峰顶片云以为香，子并收入谱矣。每忆刘季和香僻，过垆薰身，其主簿张坦以为俗，坦可谓直谅之友，季和能笑领其言，亦庶几善补过者。有士于此，如荀令君至人家，坐席三日香。梅学士每晨袖覆垆，撮袖以出，坐定放香。是富贵自好者所为，未闻圣贤为此，惜其不遇张坦也。按《礼经》：容臭者，童儒所佩；茝兰者，妇辈所采。大丈夫则自流芳百世者在。故魏武犹能禁家内不得薰香；谢玄佩香囊，则安石患之。然琴窗书室，不得此谱，则无以治垆薰。至于自薰知见，抑存乎其人。”遂长揖谢客，鼓棹去，客追录为《香谱》序。至治壬戌兰秋，彭蠡钓徒熊朋来序。

陈氏香谱卷一

许氏《说文》：“香，芳也。篆从黍从甘，隶省作‘香’。”《春秋》传曰：“黍稷馨香。”凡香之属，皆从香。香之远闻曰馨，香之美者曰䭙，踈士反。香之气曰馦、许兼反。曰馣、乌含反。曰馧、于云反。曰馥、扶福反。曰馤、于盖反。曰馧、同上。曰馪、匹民反。曰馢、则前反。曰馛、蒲拔反。曰馝、匹结反。曰馝、毗必反。曰馞、蒲役反。曰馠、火含反。曰馩、符分反。曰馚、同上。曰馩、方减反。曰馜、奴混反。曰䭢、薄庚切。曰䭯、陀胡反。曰䭲、于骑反。曰䭱、女氏反。曰䭳、普没反。曰䭵、蒲结反。曰䭻、普灭反。曰䭼、乌孔反。曰䭽、毗霄反。曰䭾、步结反。曰䭿、许葛反。曰䮀、甫微反。

《香品举要》云："香最多品类，出交、广、崖州及海南诸国。然秦、汉以前未闻，惟称兰蕙、椒桂而已。至汉武奢广，尚书郎奏事者始有含鸡舌香，其他皆未闻。迨晋武时，外国贡异香始此。及隋，除夜火山烧沉香、甲煎不计数，海南诸品毕至矣。唐明皇君臣多有沉、檀、脑、麝为亭阁，何多也！后周显德间，昆明国又献蔷薇水矣。昔所未有，今皆有焉。然香者一也，或出于草，或出于木，或花，或实，或节，或叶，或皮，或液，或又假人力而煎和成。有供焚者，有可佩者，又有充入药者，详列如左。"

"至治馨香，感于神明。"《书·君陈》。

"弗惟德馨香。"《书·酒诰》。

"其香始升，上帝居歆。"《诗·生民》。

"有飶其香，邦家之光。"《诗·载芟》。

"黍稷馨香。"《左氏传》。

"兰有国香。"《左氏传》。

"其德足用，昭其馨香。"《国语》。

"如入芝兰之室，久而不闻其香。"《家语》。

香品

龙脑香

《唐本草》云："出婆律国。树形似杉木，子似豆蔻，皮有甲错。婆律膏是根下清脂，龙脑是根中干脂。味辛，香入口。”

段成式云：“亦出波斯国。树高八九丈，大可六七围，叶圆而背白，无花实。其树有肥瘦，瘦者出龙脑香，肥者出婆律膏。香在木心中，婆律断其树翦取之，其膏于木端流出。”

《图经》云：“南海山中亦有此木。唐天宝中，交址贡龙脑，皆如蝉蚕之形。彼人言有老根节方有之，然极难。禁中呼瑞龙脑，带之衣衿，香闻十余步。今海南龙脑多用火煏成片，其中容伪。”

陶隐居云：“生西海婆律国。婆律树中脂也，如白胶香状。味苦辛，微温，无毒。主内外障眼，去三虫，疗五痔，明目、镇心、秘精。又有苍龙脑，主风疹、䵟面，入膏煎良，不可点眼。其明净如雪花者善，久经风日，或如麦麸者不佳。宜合黑荳、糯米、相思子，贮之瓷器内则不耗。”今复有生熟之异：称生龙脑，即是所载是也，其绝妙者曰梅花龙脑；有经火飞结成块者，谓之熟龙脑，气味差薄，盖益以他物也。

叶庭珪云：“渤泥、三佛齐亦有之，乃深山穷谷千年老杉树枝干不损者，若损动则气泄，无脑矣。其土人解为板，板傍裂缝，脑出缝中，劈而取之。大者成片，俗谓之梅花脑；其次谓之速脑；速脑之中又有金脚，其碎者谓之米脑；锯下杉屑与碎脑相杂者，谓之苍脑。取脑已净，其杉板谓之脑本，与锯屑同捣碎，和置瓷盆内，以笠覆之，封其缝，热灰煨煏，其气飞上，凝结而成块，谓之熟脑，可作面花、耳环、佩带等用。又有一种如油者，谓之脑油，其气劲于脑，可浸诸香。”

陈正敏云："龙脑，出南天竺。木本如松，初取犹湿，断为数十块，尚有香。日久木干，循理拆之，其香如云母者是也。与中土人取樟脑颇异。"

今案：段成式所述与此不同，故两存之。

婆律香

《本草拾遗》云："出婆律国。其树与龙脑同，乃树之清脂也。除恶气，杀虫蛀。"详见"龙脑香"。

沉水香

《唐本草》云："出天竺、单于二国，与青桂、鸡骨、栈香同是一树。叶似橘，经冬不凋。夏生花，白而圆细。秋结实，如槟榔，其色紫似葚，而味辛。疗风水毒肿，去恶气。树皮青色，木似榉柳，重实黑色沉水者是。今复有生黄而沉水者，谓之蜡沉。又有不沉者，谓之生结，即栈香也。"

《拾遗解纷》云："其树如椿，常以水试乃知。"

叶庭珪云："沉香所出非一，真腊者为上，占城次之，渤泥最下。真腊之真，又分三品：绿洋最佳，三泺次之，勃罗间差弱。而香之大概，生结者为上，熟脱者次之，坚黑为上，黄者次之。然诸沉之形多异，而名亦不一，有状如犀角者，如燕口者，如附子者，如梭者，是皆因形为名。其坚致而文横者，谓之横隔沉。大抵以所产气色为高，而形体非所以定优劣也。绿洋、三泺、勃罗间，皆真腊属国。"

《谈苑》云："一树出香三等，曰沉，曰栈，曰黄熟。"

《倦游录》云："沉香木，岭南濒海诸州尤多，大者合抱，山民或以为屋、为桥梁、为饭甑，然有香者百无一二。盖木得水方结，多在折枝枯干中，或为栈，或为黄熟。自枯死者，谓之水盘香，高、窦等州产生结香。盖山民见山木曲折斜枝，必以刀斫成坎，经年得雨水渍，遂结香，复锯取之，刮去白木，其香结为斑，亦名鹧鸪斑。沉之良久，在琼、崖等州俗谓之角沉，乃生木中取者，宜用薰裛；黄沉，乃枯木中得者，宜入药；黄腊沉尤难得。按《南史》云：'置水中则沉，故名沉香；浮者，栈香也。'"

陈正敏云："水沉，出南海。凡数重，外为断白，次为栈，中为沉。今岭南岩高峻处亦有之，但不及海南者香气清婉耳。诸夷以香树为槽，而饷鸡犬。故郑文宝诗云：'沉檀香植在天涯，贱等荆衡水而槎。未必为槽饷鸡犬，不如煨烬向高家。'"

今按，黄腊沉削之自卷、啮之柔韧者是。余见第四卷丁晋公《天香传》中。

生沉香

一名蓬莱香。

叶庭珪云："出海南山西。其初连木，状如粟棘房，土人谓棘香。刀刳去木，而出其香，则坚倒而光泽，士大夫目为蓬莱香，气清而长耳。品虽侔于真腊，然地之所产者少，而官于彼者乃得之，商舶罕获焉，故直常倍于真腊所产者云。"

蕃香

一名蕃沉。

叶庭珪云："出渤泥、三佛齐。气犷而烈，价视真腊绿洋减三分之二，视占城减半矣。治冷气，医家多用之。"

青桂香

《本草拾遗》云："即沉香同树，细枝紧实未烂者。"

《谈苑》云："沉香依木皮而结，谓之青桂。"

栈香

《本草拾遗》云："栈与沉同树，以其肌理有黑脉者为别。"

叶庭珪云："栈香乃沉香之次者，出占城国。气味与沉香相类，但带木颇不坚实，故其品亚于沉，而复于熟逊焉。"

黄熟香

亦栈香之类也，但轻虚枯朽不堪者，今和香中皆用之。

叶庭珪云："黄熟香、夹栈黄熟香，诸蕃皆出，而真腊为上。黄而熟，故名焉。其皮坚而中腐者，形状如桶，故谓之黄熟桶。其夹栈而通黑者，其气尤膿，故谓之夹栈黄熟。此香虽泉人之所日用，而夹栈居上品。"

叶子香

一名龙鳞香。盖栈之薄者，其香尤胜于栈。

《谈苑》云："沉香在土岁久，不待刓剔而精者。"

鸡骨香

《本草拾遗》云："亦栈香中形似鸡骨者。"

水盘香

类黄熟而殊大，多雕刻为香山佛像，并出舶上。

白眼香

亦黄熟之别名也。其色差白，不入药品，和香或用之。

檀香

《本草拾遗》云："檀香，其种有三：曰白，曰紫，曰黄。白檀，树出海南。主心腹痛、霍乱、中恶、鬼气，杀虫。"

《唐本草》云："味咸，微寒。主恶风毒。出昆仑盘盘之国。主消风肿。又有紫真檀，人磨之，以涂风肿。虽不生于中土，而人间遍有之。"

叶庭珪云："檀香，出三佛齐国。气清劲而易泄，爇之，能夺众香。皮在而色黄者，谓之黄檀；皮腐而色紫者，谓之紫檀。气味大率相类，而紫者差胜。其轻而脆者，谓之沙檀，药中多用之。然香树头长，商人截而短之，以便负贩。恐其气泄，以纸封之，欲其滋润故也。"

陈正敏云："亦出南天竺末耶山崖谷间。然其他杂木与檀相类者甚众，殆不可别。但檀木性冷，夏月多大蛇蟠绕，人远望见有蛇处，即射箭记之。至冬月蛇蛰，乃伐而取之也。”

木香

《本草》云：“一名密香，从外国舶上来。叶似薯蓣，而根大，花紫色，功效极多。味辛温，无毒。主辟瘟疫，疗气劣、气不足，消毒，杀虫毒。今以如鸡骨坚实、啮之粘牙者为上。又有马兜铃根，名曰青木香，非此之谓也。［或］云有二种，亦恐非耳。一谓之云南根。”

降真香

《南州记》云：“生南海诸山，大秦国亦有之。”

《海药本草》云：“味温平，无毒。主天行时气、宅舍怪异，并烧之，有验。”

《列仙传》云：“烧之感引鹤降，醮星辰烧此香，妙为第一。小儿佩之，能辟邪气。状如苏枋木，然之初不甚香，得诸香和之，则特美。”

叶庭珪云：“出三佛齐国及海南。其气劲而远，能辟邪气。泉人每岁除，家无贫富，皆爇之如燔柴。虽在处有之，皆不及三佛齐者。一名紫藤香。今有蕃降、广降之别。”

生熟速香

叶庭珪云：“生速香，出真腊国。熟速香，所出非一，而真腊尤胜，占城次之，渤泥最下。伐树去木而取香者，谓之生速香；树仆于地，木腐而香存者，谓之熟速香。生速气味长，熟速气味易焦，故生者为上，熟者次之。”

暂香

叶庭珪云：“暂香，乃熟速之类。所产高下与熟速同，但脱者谓之熟速，而木之半存者谓之暂香。其香半生熟，商人以刀刳其木而出香，择尤美者杂于熟速而货之，故市者亦莫之辨。”

鹧鸪斑香

叶庭珪云：“出海南。与真腊、生速等，但气味短而薄，易烬，其厚而沉水者差久。文如鹧鸪斑，故名焉。亦谓之细冒头，至薄而沉。”

乌里香

叶庭珪云：“出占城国，地名乌里。土人伐其树，札之以为香，以火焙干，令香脂见于外，以输租役。商人以刀刳其木而出其香，故品下于他香。”

生香

叶庭珪云：“生香，所出非一。树小老而伐之，故香少而未多。其直虽下于乌里，然削木而存香，则胜之矣。”

交趾香

叶庭珪云："出交趾国。黑而光，气味与占城、栈香相类。然其地不通商舶，而土人多贩于广西之钦州，钦人谓之光香。"

乳香

《广志》云："即南海波斯国松树脂。紫赤色如樱桃者，名曰乳香。盖薰陆之类也，仙方多用辟邪。其性温，疗耳聋、中风、口噤、妇人血风，能发酒，治风冷，止大肠泄澼，疗诸疮疖，令内消。今以通明者为胜，目曰滴乳，其次曰拣香，又次曰瓶香，然多夹杂成大块，如沥青之状，又其细者谓之香缠。"

沈存中云："乳香，本名薰陆。以其下如乳头者，谓之乳头香。"

叶庭珪云："一名薰陆香，出大食国之南数千里深山穷谷中。其树大抵类松，以斤斫树，脂溢于外，结而成香，聚而为块。以象辇之，至于大食。大食以舟载，易他货于三佛齐，故香常聚于三佛齐。三佛齐每岁以大舶至广与泉，广、泉二舶视香之多少为殿最。而香之品十有三，其最上品者为拣香，圆大如乳头，俗所谓滴乳是也。次曰瓶乳，其色亚于拣香。又次曰瓶香，言收时量重，置于瓶中。在瓶香之中，又有上中下三等之别。又次曰袋香，言收时只置袋中，其品亦有三等。又次曰乳搨，盖香在舟中镕搨在地，杂以沙石者。又次黑搨，香之黑色者。又次曰水湿黑搨，盖香在舟中，为水所浸渍，而气变色败者也。品杂而碎者曰斫削，簸为尘者曰缠末，此乳香之别也。”

温子皮云：“广州蕃药多伪者。伪乳香，以白胶香搅糟为之。但烧之，烟散多，此伪者是也。真乳香与茯苓共嚼，则成水。”又云：“皖山石乳香，玲珑而有蜂窝者为真。每爇之，次爇沉檀之属，则香气为乳香，烟罝定难散者是，否则白胶香也。”

薰陆香

《广志》云：“生南海。又僻方，即罗香也。”

《海药本草》云：“味平温，［无］毒。清神。一名马尾香。是树皮鳞甲，采复生。”

《唐本草》云：“出天竺国及邯郸。似枫松脂，黄白色。天竺者多白，邯郸者夹绿色。香不甚烈，微温。主伏尸、恶气，疗风水肿毒。”

安息香

《本草》云：“出西戎。树形似松柏脂，黄色，为块，新者亦柔韧。味辛苦，无毒。主心腹、恶气、鬼疰。”

《后汉书·西域传》：“安息国，去雒阳二万五千里，比至康居。其香乃树皮胶，烧之，通神明，辟众恶。”

《酉阳杂俎》云：“出波斯国。其树呼为辟邪，树长三丈许，皮色黄黑。叶有四角，经冬不凋。二月有花，黄色，心碧，不结实。刻皮，出胶如饴，名安息香。”

叶庭珪云：“出三佛齐国，乃树之脂也。其形色类胡瓢，而不宜于烧。然能发众香，故多用之以和香焉。”

温子皮云：“辨真安息香，每烧之，以厚纸覆其上，香透者是，否则伪也。”

笃耨香

叶庭珪云：“出真腊国，亦树之脂也。树如松杉之类，而香藏于皮，树老而自然流溢者也。色白而透明，故其香虽盛暑不融。土人既取之矣，至夏月，以火环其树而炙之，令其脂液再溢。及冬月，冱寒其凝，而复取之。故其香冬凝而夏融。土人盛之以瓠瓢，至暑月，则钻其瓢而周为孔，藏之水中，欲其阴凉而气通，以泄其汗，故得不融。舟人易以磁器，不若于瓢也。其气清远而长，或以树皮相杂，则色黑而品下矣。香之性易融，而暑月之融多渗于瓢，故断瓢而爇之，亦得其典型，今所谓葫芦瓢者是也。”

瓢香

《琐碎录》云：“三佛齐国以匏瓢盛蔷薇水。至中国，水尽，碎其瓢而爇之，与笃耨瓢略同。又名干葫芦片，以之蒸香最妙。”

金颜香

《西域传》云：“金颜香，类薰陆。其色赤紫，其烟如凝漆，沸超不甚香，而有酸气。合沉、檀为香，焚之，极清婉。”

叶庭珪云："出大食及真腊国。所谓三佛齐出者，盖自二国贩至三佛齐，三佛齐乃贩入中国焉。其香则树之脂也，色黄而气劲，善于聚众香。今之为龙涎软者，佩带者多用之。蕃之人多以和气涂身。"

詹糖香

《本草》云："出晋安、岑州及交、广以南。树似橘，煎枝叶为之。似糖而黑，多以其皮及蠹粪杂之。难得纯正者，惟软乃佳。"

苏合香

《神农本草》云："生中台州谷。"

陶隐居云："俗传是狮子粪，外国说不尔。今皆从西域来，真者难别。紫赤色，如紫檀坚实，极芬香，重如石。烧之，灰白者佳。主辟邪、疟痫、鬼疰，去三虫。"

《西域传》云："大秦国，一名犂犍，以在海西，亦名云汉。海西国，地方数千里，有四百余城，人俗有类中国，故谓之大秦国。人合香，谓之香煎，其汁为苏合油，其津为苏合油香。"

叶庭珪云："苏合香油，亦出大食国。气味类于笃耨，以浓净无滓者为上。蕃人多以之涂身。以闽中病大风者，亦做之。可合软香及入药用。"

亚湿香

叶庭珪云："出占城国。其香非自然，乃土人以十种香捣和而成。味温而重，气和而长。爇之，胜于他香。"

涂肌拂手香

叶庭珪云："二香俱出真腊占城国。土人以脑、麝诸香捣和而成。或以涂肌，或以拂手，其香经宿不歇。惟五羊至今用之，他国不尚焉。"

鸡舌香

《唐本草》云："出昆仑国及交、广以南。树有雌雄，皮叶并似栗，其花如梅。结实似枣核者，雌树也，不入香用；无子者，雄树也，采花酿以成香。香微温，主心痛、恶疮，疗风毒，去恶气。"

丁香

《山海经》云："生东海及昆仑国。二三月开花，七月方结实。"

《开宝本草》注云："生广州。树高丈余，凌冬不凋。叶似栎，而花圆细，色黄。子如丁，长四五分，紫色。中有粗大长寸许者，俗呼为母丁香。击之，则顺理拆。味辛，主风毒诸肿，能发诸香及止心疼、霍乱、呕吐，甚验。"

叶庭珪云："丁香，一名丁子香，以其形似丁子也。鸡舌香，丁香之大者，今所谓丁香母是也。”日华子云：“鸡舌香治口气，所以三省故事，郎官含鸡舌香，欲其奏事对答，其气芬芳。至今方书为然。出大食国。”

郁金香

《魏略》云：“生大秦国。二三月，花如红蓝。四五月采之，甚香。十二叶，为百草之英。”

《本草拾遗》云：“味苦，无毒。主虫毒、鬼疰、鸦鹘等臭，除心腹间恶气。入诸香用。”

《说文》云：“郁金香，芳草也。十叶为贯，百二十贯，采以煮之为鬯。一曰郁鬯。百草之华，远方所贡，方物合而酿之，以降神也。”

《物类相感志》云：“出伽毗国。华而不实，但取其根而用之。”

迷迭香

《广志》云：“出西域。魏文侯有赋，亦尝用。”

《本草拾遗》云：“味辛温，无毒。主恶气。今人衣香，烧之去臭。”

木密香

《内典》云：“状若槐树。”

《异物志》云：“其叶如椿。”

《交州记》云："树似沉香。"

《本草拾遗》云："味甘温，无毒。主辟恶、去邪、鬼疰。生南海诸山中，种之五六年，乃有香。"

藒车香

《本草拾遗》云："味辛温。主鬼气，去臭及虫鱼蛀物。生彭城，高数尺，黄叶白花。"

《尔雅》云："藒车、芞舆。"注曰："香草也。"

必栗香

《内典》云："一名化木香，似老椿。"

《海叶本草》云："味辛温，无毒。主鬼疰、心气痛，断一切恶气。叶落水中，鱼暴死。木可为书轴，碎白鱼，不损书。"

艾蒳香

《广志》云："出西域。似细艾。又有松树皮上绿衣，亦名艾蒳。可以合诸香烧之。能聚其烟，青白不散。"

《本草拾遗》云："味温，无毒。主恶气，杀蛀虫，主腹内冷、泄痢。一名石芝。"

《字统》云："香草也。"

《异物志》云："叶如栟榈而小，子似槟榔，可食。"

兜娄香

《异物志》云："生海边国。如都梁香。"

《本草》云："性微温。疗霍乱、心痛，主风水肿毒、恶气，止吐逆。亦合香用。茎叶如水苏。"

今按，此香与今之兜娄香不同。

白茅香

《本草拾遗》云："味甘平，无毒。主恶气，令人身香。煮汁服之，主腹内冷痛。生安南。如茅根，道家以之煮汤沐浴云。"

茅香花

《唐本草》云："生剑南诸州。其茎叶黑褐色，花白，非白茅也。味苦温，无毒。主中恶、反胃，止呕吐。叶苗可煮汤浴，辟邪气，令人身香。"

兜纳香

《广志》云："生骠国。"

《魏略》云："出大秦国。"

《本草拾遗》云："味甘温，无毒。去恶气，温中除冷。"

耕香

《南方草木状》云："耕香，茎生细叶。"

《本草拾遗》云："味辛温，无毒。主臭鬼气，调中。生乌浒国。"

雀头香

《本草》云："即香附子也，所在有之。叶茎都是三棱，根若附子，周匝多毛。交州者最胜，大如枣核。近道者如杏仁许，荆襄人谓之莎草。根大能下气，除脑腹中热。合和香用之尤佳。"

芸香

《仓颉解诂》曰："芸蒿，叶似邪蒿，可食。"

鱼豢《典略》云："芸香，辟纸鱼蠹，故藏书台称芸台。"

《物类相感志》云："香草也。"

《说文》云："似苜蓿。"

《杂礼图》云："芸，即蒿也。香美可食，今江东人饵为生菜。"

零陵香

《南越志》云："一名燕草，又名薰草。生零陵山谷，叶如罗勒。"

《山海经》云："薰草，麻叶而方茎，赤花而黑实，气如蘼芜，可以止疠。即零陵香。"

《本草》云："味苦，无毒。主恶气、注心、腹痛，下气，令体和。诸香或作汤丸用，得酒良。”

都梁香

《荆州记》云：“都梁县有山，山上有水，其中生兰草，因名都梁香。形如藿香。古诗：‘博山垆中百和香，郁金苏合及都梁。’”

《广志》云：“都梁在淮南。亦名煎泽草也。”

白胶香

《唐本草》云：“树高大，木理细，鞕叶三角，商洛间多有。五月斫为坎，十二月收脂。”

《经史类证本草》云：“枫树，所在有之，南方及关陕尤多。树似白杨，叶圆而岐。二月有花，白色。乃连著实，大为鸟卵。八九月熟，曝干可烧。”

《开宝本草》云：“味辛苦，无毒。主瘾疹、风痒、浮肿。即枫香脂也。”

芳草

《本草》云：“即白芷也。一名茝，又名莞，又名苻离，一名泽芬。生下湿地，河东州谷尤胜，近道亦有之。道家以此香浴，去尸虫。”

龙涎香

叶庭珪云：“龙涎，出大食国。其龙多蟠伏于洋中之大石，卧而吐涎，涎浮水面。人见乌林上异禽翔集、众鱼游泳争嗜之，则殳取焉。然龙涎本无香，其气近于臊。白者如百药，煎而腻理，黑者亚之。如五灵脂，而光泽能发众香，故多用之以和香焉。”

潜斋云：“龙涎如胶，每两与金等。舟人得之，则巨富矣。”

温子皮云：“真龙涎，烧之，置杯水于侧，则烟入水，假者则散。尝试之，有验。”

甲香

《唐本草》云：“蠡类生云南者。大如掌，青黄色，长四五寸，取壳烧灰用之。南人亦煮其肉噉。今合香多用，谓能发香，复末香烟。倾酒密煮制方可用，法见后。”

温子皮云：“正甲香，本是海螺压子也。唯广南来者，其色青黄，长三寸，河中府者只阔寸余，嘉州亦有如钱样大。于木上磨，令热，即投酽酒中，自然相近者是也。若合香偶无甲香，则以鲎殼代之，其势力与中香均尾，尤好。”

麝香

《唐本草》云：“生中台川谷，及雍州、益州皆有之。”

陶隐居云：“形类獐，常食柏叶及噉蛇。或于五月得者，往往有蛇骨。主辟邪，杀鬼精、中恶、风毒，疗蛇伤。多以当门一子真香分揉作三四子，括取血膜，杂以余物。大都亦有精粗，破皮毛共在裹中者为胜。或有夏食蛇虫多，至寒者香满，入春患急痛，自以脚剔出。人有得之者，此香绝胜。带麝，非但取香，亦以辟恶。其真香一子著脑间枕之，辟恶梦及尸疰鬼气。或传有水麝脐，其香尤美。”

洪氏云：“唐天宝中，广中获水麝，脐香皆水也，每以针取之，香气倍于肉脐。”

《倦游录》云：“商汝山多群麝，所遗粪尝就一处，虽远逐食，必还走之，不敢遗迹他处，虑为人获。人反以是求得，必掩群而取之。麝绝爱其脐，每为人所逐，势急即自投高岩，举爪裂出其香，就絷而死，犹拱四足保其脐。李商诗云：‘逐岩麝香退。’”

麝香木

叶庭珪云：“出占城国。树老而仆，埋于土而腐，外黑肉黄赤者，其气类于麝，故名焉。其品之下者，盖缘伐生树而取香，故其气恶而劲。此香实肿胧尤多，南人以为器皿，如花梨木类。”

麝香草

《述异记》云：“麝香草，一名红兰香，一名金桂香，一名紫述香，出苍梧郁林郡。今吴中亦有麝香草，似红兰而甚香，最宜合香。”

麝香檀

《琐碎录》云：“一名麝檀香，盖西山桦根也。爇之类煎香，或云衡山亦有，不及南者。”

栀子香

叶庭珪云：“栀子香，出大食国。状如红花而浅紫，其香清越而酝藉，佛书所谓薝卜花是也。”

段成式云：“西域薝卜花，即南花栀子花。诸花少六出，惟栀子花六出。”

苏颂云：“栀子白花六出，甚芬香。刻房七棱至九棱者为佳。”

野悉密香

潜斋云：“出佛林国，亦出波斯国。苗长七八尺，叶似梅，四时敷荣。其花五出，白色，不结实。花开时，遍野皆香，与岭南詹糖相类。西域人常采其花，压以为油，甚香滑。唐人以此和香云。蔷薇水，即此花油也。亦见《杂俎》。”

蔷薇水

叶庭珪云：“大食国花露也。五代时，蕃将蒲诃散以十五瓶效贡，厥后罕有至者。今则采末利花，蒸取其液以代焉。然其水多伪杂，试之，当用琉璃瓶盛之，翻摇数四，其泡自上下者为真。”

后周显德五年，昆明国献蔷薇水十五瓶，得自西域，以之洒衣，衣敝而香不灭。

甘松香

《广志》云："生凉州。"

《本草拾遗》云："味温，无毒。主鬼气、卒心腹痛、涨满。发生细叶，煮汤沐浴，令人身香。"

兰香

《川本草》云："味辛平，无毒。主利水道，杀虫毒，辟不祥。一名水香。生大吴池泽，叶似兰，尖长有岐，花红白色而香，俗呼为尾香。煮水浴，治风。"

木犀香

向余《异苑图》云："岩桂，一名七里香。生匡庐诸山谷间，八九月开花，如枣花，香满岩谷。采花阴干以合香，甚奇。其木坚韧，可作茶品，纹如犀角，故号木犀。"

马蹄香

《本草》云："即杜蘅也。叶似葵，形如马蹄，俗呼为马蹄香。药中少用，惟道家服，令人身香。"

蘹香

《本草》云："即茴香。叶细茎粗，高者五六尺，丛生人家庭院中。其子疗风。"

蕙香

《广志》云："蕙草，绿叶紫花。魏武帝以为香，烧之。"

蘼芜香

《本草》云："蘼芜，一名薇芜，香草也。魏武帝以之藏衣中。"

荔枝香

《通志·草木略》云："荔枝，亦曰离枝。始于汉世，初出岭南，后出蜀中，今闽中所产甚盛。"

《南海药谱》云："荔枝，人未采，则百虫不敢近。纔采之，则乌鸟、蝙蝠之类无不残伤。今以形如丁香、如盐梅者为上。取其殼合香，甚清馥。"

木兰香

《类证本草》云："生零陵山谷及太山。一名林兰，一名杜兰。皮似桂而香。味苦寒，无毒。主明耳目，去臭气。"

陶隐居云："今诸处皆有。树类如楠，皮甚薄，而味辛香。益州者皮厚，状如厚朴，而气味为胜。今东人皆以山桂皮当之，亦相类。道家用合香。"

《通志·草木略》云："世言鲁般刻木兰舟在七里洲中，至今尚存。凡诗所言木兰，即此耳。"

玄台香

一名玄参。

《本草》云：“味苦寒，无毒。明目，定五脏。生河南州谷及冤句。三四月采根，暴干。”

陶隐居云：“今出近道，处处有之。茎似人参而长大，根甚黑，亦微香。道家时用，亦以合香。”

《图经》云：“二月生，苗叶似脂麻，又视如柳。细茎，青紫。”

颤风香

今按此香乃占城之至精好者。盖香树交枝曲干，两相戛磨，积有岁月，树之精液菁英结成，伐而取之。老节油透者亦佳，润泽颇类蜜。清者最佳。熏衣可经累日，香气不止。今江西道临江路清江镇以此香为香中之甲品，价常倍于他香。

伽兰木

一作伽蓝木。今按此香本出迦阑国，亦占香之种也。

或云生南海补陀岩。盖香中之至宝，其价与金等。

排香

《安南志》云：“好事者多种之，五六年便有香也。”

今按此香亦占香之大片者，又谓之寿香，盖献寿者多用之。

红兜娄香

今按此香即麝檀香之别也。

大食水

今按此香即大食国蔷薇露也。本土人每蚤起，以爪甲于花上取露一滴，置耳轮中，则口眼耳鼻皆有香气，终日不散。

孩儿香

一名孩儿土，一名孩儿泥，一名乌爷土。

今按此香乃乌爷国蔷薇树下土也。本国人呼曰海，今讹传为孩儿。盖蔷薇四时开花，雨露滋沐，香滴于土，凝如菱角块者佳。今人合茶饼者往往用之。

紫茸香

一名狨香。

今按此香亦出沉速香之中。至薄而腻理，色正紫黑。焚之，虽数十步犹闻其香。或云沉之至精者。近时有得此香，因祷祠爇于山上，而下上数里皆闻之。

珠子散香

滴乳香之至莹净者。

喃吺哩香

喃吺哩国所产降真香也。

熏华香

今按此香盖以海南降真劈作薄片，用大食蔷薇水浸透于甑内，蒸干。慢火爇之，最为清绝。樟镇所售尤佳。

榄子香

今按此香出占城国。盖占香树为虫蛀，镂香之英华，结子水心中，虫所不能蚀者。形如橄榄核，故名焉。

南方花

余向云："南方花皆可合香，如末利、阇提、佛桑、渠那。香花本出西域，佛书所载，其后传本来闽岭，至今遂盛。又有大含笑花、素馨花，就中小含笑香尤酷烈。其花常若菡萏之未敷者，故有含笑之名。又有麝香花，夏开，与真麝无异。又有麝真，无异。又有麝香末，亦类麝气。此等皆畏寒，故此地莫能植也。或传吴家香用此诸花合。"

温子皮云："素馨、末利，摘下花蕊，香才过，即以酒噀之，复香。凡是生香，蒸过为佳。每四时遇花之香者，皆次次蒸之，如梅花、瑞香、酴醾、密友、栀子、末利、木犀及橙橘花之类，皆可蒸。他日爇之，则群花之香毕备。"

花薰香诀

用好降真香结实者，截断约一寸许，利刀劈作薄片，以豆腐浆煮之，俟水香，去水，又以水煮，至香味去尽，取出，再以末茶或叶茶煮，百沸漉出，阴干，随意用诸花薰之。其法以净瓦缶一个，先铺花一层，铺香片一层，铺花一层及香片，如此重重铺盖了，以油纸封口，饭甑上蒸。少时取起，不得解，待过数日取烧，则香气全矣。

或以旧竹辟蕢，依上煮制，代降；采橘叶捣烂，代诸花薰之。其香清若春时晓行山径，所谓草木真天香，殆此之谓。

香草名释

《遯斋闲览》云：“《楚辞》所咏香草，曰兰，曰荪，曰茝，曰药，曰虈，曰芷，曰荃，曰蕙，曰蘼芜，曰江蓠，曰杜若，曰杜蘅，曰藒车，曰葍蒚，其类不一，不能尽识其名状，释者但一切谓之香草而已。其间一物而备数名者，亦有与今人所呼不同者。如兰一物，传谓有国香，而诸家之说但各以色自相非毁，莫辨其真，或以为都梁，或以为泽兰，或以兰草。今当以泽兰为正。山中又有一种，叶大如麦门，冬春开花，甚香，此别名幽兰也。荪则涧溪中所生，今人所谓石菖蒲者。然实非菖蒲，叶柔脆易折，不若兰荪之坚劲，杂小石清水植之盆中，久而郁茂可爱。茝、药、虈、芷，虽有四名，而衹是一物，今所谓白芷是也。蕙，即零陵也，一名薰。蘼芜，即芎穷苗也，一名江蓠。杜若，即山姜也。杜蘅，今人呼为马蹄香。惟荃与藒车、蔮荬终莫能识。骚人类以香草比君子耳。他日求田问舍，当求其本。列植栏槛，以为楚香亭，欲为芬芳满前，终日幽对相见，骚人之雅趣以寓意耳。”

《通志·草木略》云：“兰即蕙，蕙即薰，薰即零陵香。《楚辞》云：‘滋兰九畹，种蕙百亩。’互言也。古方谓之薰草，故《名医别录》出‘薰草’条。近方谓之零陵香，故《开宝本草》出‘零陵香’条。《神农本经》谓之兰。余昔修《本草》，以二条贯于兰后，明一物也。且兰旧名煎泽草，妇人和油泽头，故以名焉。”

《南越志》云：“零陵香，一名燕草，又名薰草，即香草。生零陵山谷，今潮岭诸州皆有。又别录云：薰草，一名蕙草，明薰蕙之兰也。以其质香故，可以为膏泽，可以涂宫室。近世一种草，如茅叶而嫩，其根谓之土续断，其花馥郁，故得兰名，误为人所赋咏。”

泽芬曰白芷，曰白蓠，曰虈，曰莞，曰荷蓠，楚人谓之药，其叶谓之蒿，与兰同德，俱生下湿。

泽兰曰虎兰，曰龙枣，曰虎蒲，曰兰香，曰都梁香，如兰而茎方，叶不润，生于水中，名曰水香。

茈胡曰地薰，曰山菜，曰葭草叶，曰芸蒿。味辛，可食。生银、夏者，芬馨之气射于云间，多白鹤、青鹤翱翔其上。

《琐碎录》云：“古人藏书，辟蠹用芸。芸，香草也，今七里香是也。南人采置席下，能辟虱。香草之类，大率异名。所谓兰荪，即菖蒲也，蕙，今零陵香也。蓠，今白芷也。”

朱文公《离骚注》云："兰、蕙二物，《本草》言之甚详。大抵古之所谓香草，必其花叶皆香，而燥湿不变，故可刈而为佩。今之所谓兰蕙，则其花虽香，而叶乃无气，其香虽美，而质弱易萎，非可刈佩也。"

香异

都夷香

《洞冥记》云："香如枣核，食一颗，历月不饥。或投水中，俄满大盂也。"

荼芜香

"荼"，一作"荼"。

《王子年拾遗记》云："燕昭王时，广延国进二舞人，王以荼芜香屑铺地四五寸，使舞人立其上，弥日无迹。香出波弋国，浸地则土石皆香；著朽木腐草，莫不茂蔚；以薰枯骨，则肌肉皆香。"

又见《独异志》。

辟寒香

辟寒香、辟邪香、瑞麟香、金凤香，皆异国所献。

《杜阳杂编》云："自两汉至皇唐，皇后、公主乘七宝辇，四面缀五色玉香囊，中贮上四香，每一出游，则芬馥满道。"

月支香

《瑞应图》云："天汉二年，月支国进神香。武帝取视之，状若燕卵，凡三枚，似枣。帝不烧，付外库。后长安中大疫，宫人得疾，众使者请烧香一枚，以辟疫气。帝然之，宫中病者差，长安百里内闻其香，积数月不歇。"

振灵香

《十洲记》云："生西海中聚窟洲。大如枫，而叶香闻数百里，名曰返魂树。伐其根，于玉釜中取汁如饴，名曰惊精香，又曰振灵香，又曰返生香，又曰马积香，又曰郄死香，一种五名，灵物也。死者未满三日，闻香气即活。延和中，月氏遣使贡香四两，大如雀卵，黑如椹。"

神精香

《洞冥记》云："波岐国献神精香，一名筌蘼草，一名春芜草。一根百条，其枝间如竹节柔软，其皮如丝，可以为布，所谓春芜布，亦曰香筌布，又曰如冰纨。握之一片，满身皆香。"

䴥脐香

《酉阳杂俎》云："出波斯国拂林，呼为顶敎梨咃。长一丈余一尺许，皮色青薄而极光净，叶似阿魏，每三叶生于条端，无花结实。西域人常以八月伐之。至冬抽新条，极滋茂，若不翦除，反枯死。七月断其枝，有黄汁，其状如蜜，微有香气，入药疗百病。”

兜末香

《本草拾遗》云：“烧之，去恶气，除病疫。”

《汉武故事》云：“西王母降，上烧是香。兜渠国所献，如大豆，涂宫门，香闻百里。关中大疫，死者相枕藉，烧此香，疫即止。”《内传》云“死者皆起”。此则灵香非中国所致。

沈榆香

《封禅记》云：“黄帝列珪玉于兰蒲席上，然沈榆香，舂杂宝为屑，以沈榆胶和之若泥，以分尊卑、华夷之位。”

千亩香

《述异记》云：“南郡有千亩香林，名香往往出其中。”

沈光香

《洞冥记》云：“涂魂国贡。暗中烧之有光，而坚实难碎，太医院以铁杵舂如粉而烧之。”

十里香

《述异记》云：“千年松香，闻于十里。”

威香

孙氏《瑞应图》云："瑞草，一名威。王者礼备，则生于殿前。又云，王者爱人命则生。"

返魂香

洪氏云："司天主簿徐肇遇苏氏子德哥者，自言善合返魂香，手持香炉，怀中取如白檀末，撮于炉中，烟气袅袅直上，甚于龙脑。德哥微吟曰：'东海徐肇欲见先灵，愿此香烟用为导引，尽见其父母曾高。'德哥云：'但死八十年已前，则不可返矣。'"

茵墀香

《拾遗记》云："灵帝熹平三年，西域所献。煮为汤，辟疠。宫人以之沐浴。余汁入渠，名曰流香之渠。"

千步香

《述异记》云："出海南。佩之，香闻千步也。今海隅有千步草，是其种也。叶似杜若，而红碧相杂。"

《贡籍》云："南郡贡千步香是也。"

飞气香

《三洞珠囊隐诀》云："真檀之香、夜泉玄脂朱陵飞气之香、返生之香，真人所烧之香。"

五香

《三洞珠囊》云："五香，树一株五根，一茎五枝，一枝五叶，一叶开五节，五五相对，故先贤名之。五香之末，烧之十日，上彻九皇之天，即青目香也。"

《杂修养方》云："五月一日，取五木煮汤浴，令人至老鬓发黑。"徐锴注云："道家以青木为五香，亦名五木。"

石叶香

《拾遗记》云："此香迭迭如云母，其气辟疠。魏文帝时题腹国所献。"

祇精香

《洞冥记》云："出涂魂国。烧此香，魑魅精祇皆畏避。"

雄麝香

《西京杂记》云："赵昭仪上姊飞燕三十五物，有青木香、沉木香、九真雄麝香。"

蘅芜香

《拾遗记》云："汉武帝梦李夫人授以蘅芜之香。帝梦中惊起，香气犹著衣枕，历月不歇。"

蘅薇香

贾善翔《高道传》云："张道陵母夫人自魁星中蘅薇香授之，遂感而孕。"

文石香

洪氏云："卞山在潮州，山下产无价香。有老姥拾得一文石，光彩可翫，偶坠火中，异香闻于远近，收而宝之。每投火中，异香如初。"

金香

《三洞珠囊》云："司命君王易度游于东坂广昌之城、长乐之乡，天女灌以平露金香、八会之汤、珍琼凤玄脯。"

百和香

《汉武内传》云："帝于七月七日设坐，殿上烧百和香，张罽锦帏，西王母乘紫云车而至。"

金磾香

《洞冥记》云："金日磾既入侍，欲衣服香洁，变膻酪之气，乃合一香以自薰，武帝亦悦之。"

百濯香

《拾遗记》云："孙亮为宠姬四人合四气香，皆殊方异国所献。凡经践蹑安息之处，香气在衣，虽濯浣，弥年不散，因名百濯香。复因其室曰思香媚寝。”

芸辉香

《杜阳杂编》：“元载造芸辉堂。芸辉者，香草也。出于阗国。其白如玉，入土不朽，为屑以涂壁。”

九和香

《三洞珠囊》云：“天人玉女捣罗天香，持擎玉炉，烧九和之香。”

千和香

《三洞珠囊》云：“峨嵋山孙真人然千和之香。”

罽宾香

《卢氏杂说》：“杨牧尝召崔安石食，盘前置香一炉，烟出如楼台之状。崔别闻一香，似非炉烟，崔思之。杨顾左右，取白角楪子，盛一漆毬子呈崔，曰：‘此罽宾国香，所闻即此香也。’”

拘物头花香

《唐实录》云：“太宗朝罽宾国进拘物头花香，香数十里闻。”

龙文香

《杜阳杂编》云：“武帝时所献，忘其国名。”

凤脑香

《杜阳杂编》云：“穆宗尝于藏真岛前焚之，以崇礼敬。”

一木五香

《酉阳杂俎》云：“海南有木，根梅檀，节沉香，花鸡舌，叶藿香，花胶薰陆，亦名众木香。”

升霄灵香

《杜阳杂编》云：“同昌公主薨，上哀痛，常令赐紫尼及女道士焚升霄灵香，击归天紫金之磬，以导灵升。”

区拨香

《通典》云：“顿游国出藿香。香插枝便生，叶如都梁，以裛衣国有区拨等，花冬夏不衰。其花蕊更芬馥，亦末为粉，以傅其身焉。”

大象藏香

《释氏会要》云：“因龙斗而生。若烧其香一丸，兴大光明，细云覆上，味如甘露也。昼夜降其甘雨。”

兜娄婆香

《楞严经》云："坛前别安一小炉，以此香煎取香汁，浴其炭，然合猛炽。"

多伽罗香

《释氏会要》云："多伽罗香，此云根香。多摩罗跋香，此香藿香。梅檀，译云与乐，即白檀也，能治热病。赤檀，能治风肿。"

法华诸香

《法华经》云："须曼那华香、阇提华香、末利华香、青赤白莲华香、华树香、果树香、旃檀香、沈水香、多摩罗跋香、多伽罗香、象香、马香、男香、女香、拘鞞陀罗树香、曼陀罗华香、朱沙华香、曼殊妙华香。"

牛头旃檀香

《华严经》云："从离垢出，以之涂身，火不能烧。"

熏肌香

《洞冥记》云："用熏人肌骨，至老不病。"

香石

《物类相感志》云："员峤烂石，色似肺，烧之有香烟，闻数百里。烟气升天，则成香云，偏润则成香雨。”亦见《拾遗记》。

怀梦草

《洞冥记》云：“钟火山有香草。武帝思李夫人，东方朔献之。帝怀之梦见，因名曰怀梦草。”

一国香

《诸蕃记》：“赤土国在海南，出异香。每一烧一丸，闻数百里，号一国香。”

龟中香

《述异记》云：“即青桂香之善者。”

羯布罗香

《西域记》云：“其树松身异华，花果亦别。初揉既湿，尚未有香，木干之后，循理而折之，其中有香，状如云母，色如冰雪，亦名龙脑香。”

逆风香

波利质国多香树，其香逆风而闻。

灵犀香

通天犀角，镑少末与沉香爇之，烟气袅袅直上，能抉阴云而睹青天，故名。

《抱朴子》云："通天犀角，有白理如线。置米群鸡中，鸡往啄米，见犀輙惊散，故南人呼为骇鸡群也。"

玉蕤香

《好事集》云："柳子厚每得韩退之所寄诗文，必盥手，熏以玉蕤香，然后读之。"

修制诸香

飞樟脑

樟脑一两，两盏合之，以湿纸糊缝。文武火熁半时，取起，候冷用之。沈《谱》。

樟脑不以多少，研细，用筛过细壁土拌匀，捩薄荷汁少许洒在土上，以净碗相合定，湿纸条固四缝，甑上蒸之。脑子尽飞，上碗底皆成冰片。《是斋售用》。

樟脑、石灰等分，同研极细末，用无油铫子贮之，瓷碗盖定，四面以纸固济如法，勿令透气。底下用木炭火煅少时，取开，其脑子已飞在碗盖上。用鸡翎扫下，再与石灰等分，如前煅之，凡六七次。至第七次，可用慢火煅一日而止，取下，扫脑子与杉木盒子铺在内，以乳汁浸两宿，固济口，不令透气。掘地四五尺，窨一月。不可入药。同上。

韶脑一两、滑石二两，一处同研。入新铫子内，文武火炒之，上用一磁器盖之，自然飞在盖上，夺真。

笃耨

笃耨黑白相杂者，用盏底盛，上饭甑蒸之，白浮于面，黑沉于下。《碎录》。

乳香

乳香，寻常用指甲、灯草、糯米之类同研，及水浸钵研之，皆费力。惟纸裹，置壁隙中良久，取研，即粉碎。

又法，于乳钵下著水，轻研，自然成末。或于火上纸裹略烘。《琐碎录》。

麝香

研麝香，须著少水，自然细，不必罗也。入香不宜用多，及供佛神者去之。

龙脑

龙脑，须别器研细。不可多用，多则撩夺众香。沈《谱》。

檀香

须拣真者，剉如米粒许，慢火炒，令烟出。紫色断，腥气即止。

每紫檀一斤，薄作片子，好酒二升，以慢火煮干，略炒。

檀香，劈作小片，腊茶清浸一宿，焙干。以蜜酒同拌，令匀，再浸一宿，慢火炙干。

檀香，细剉，水一升，白蜜半升，同于锅内煎五七十沸，焙干。

檀香，斫作薄片子，入蜜拌之。净器炉如干，旋旋入蜜，不住手搅动。勿令炒焦，以黑褐色为度。以上并沈氏《香谱》。

沉香

沉香，细剉，以绢袋盛悬于铫子当中，勿令著底。蜜水浸，慢煮一日，水尽更添。今多生用。

藿香

凡藿香、甘松、零陵之类，须拣去枝梗杂草，曝令干燥，揉碎，扬去尘。不可用水洗烫，损香味也。

茅香

茅香，须拣好者，剉碎，以酒蜜水润一夜，炒令黄燥为度。

甲香

甲香，如龙耳者好，自余小者，次也。取一二两以来，用炭汁一碗煮尽后，用泥煮，方同好酒一盏煮尽，入蜜半匙，炉如黄色。黄泥水煮，令透明。逐片净洗，焙干。灰炭煮两日，净洗，以蜜汤煮干。

甲香，以泔浸二宿后，煮煎至赤珠频沸，令尽泔清为度。入好酒一盏同煮，良久取出，用火炮，色赤。更以好酒一盏，取出候干，刷去泥。更入浆一碗，煮干为度。入好酒一盏，煮干，于银器内炒，令黄色。

甲香，以灰煮去膜，好酒煮干。

甲香，磨去龃龉，以胡麻膏熬之，色正黄，则用蜜汤洗净，入香。宜少用。

炼蜜

白沙蜜若干，绵滤入磁罐，油纸重叠，蜜封罐口。大釜内重汤煮一日，取出，就罐于火上煨煎数沸，便出尽水气，则经年不变。若每斤加苏合油二两，更妙。或少入朴硝，除去蜜气，尤佳。凡炼蜜，不可大过，过则浓厚，和香多不匀。

煅炭

凡合香，用炭不拘黑白，重煅作火，罨于密器冷定。一则去炭中生薪，一则去炭中杂秽之气。炒香宜慢火，如火紧，则焦气。沈《谱》。

合香

合香之法，贵于使众香咸为一体。麝滋而散，挠之使匀；沉实而腴，碎之使和；檀坚而燥，揉之使腻。比其性等其物，而高下如医者则药，使气味各不相掩。

捣香

香不用罗，量其精粗捣之，使匀。太细则烟不永，太粗则气不和。若水麝、婆律，须别器研之。以上《香史》。

收香

水麝忌暑，婆律忌湿，尤宜护持。香虽多，须置之一器，贵时得开阖，可以诊视。

窨香

香非一体，湿者易和，燥者难调，轻软者燃速，重实者化迟。以火炼结之，则走泄其气。故必用净器，拭极干，贮窨蜜，掘地藏之，则香性粗入，不复离解。新和香，必须窨，贵其燥湿得宜也。每约香多少，贮以不津瓷器，蜡纸封，于静室屋中掘地窞深三五寸，月余逐旋取出，其尤裔馣也。沈《谱》。

焚香

焚香，必于深房曲室矮卓置炉，与人膝平。火上设银叶或云母，制如盘形，以之衬香。香不及火，自然舒慢，无烟燥气。《香史》。

熏香

凡欲薰衣，置热汤于笼下，衣覆其上，使之沾润。取去，别以炉爇香。熏毕，叠衣入箧笥，隔宿衣之，余香数日不歇。

陈氏香谱卷二

五香夜刻宣州石刻

穴壶为漏，浮木为箭，自有熊氏以来尚矣。三代两汉，迄今遵用。虽制有工拙，而无以易此。国初得唐朝水秤，作用精巧，与杜牧宣润秤漏颇相符合。其后燕肃龙图守梓州，作莲花漏上进。近又吴僧瑞新创杭、湖等州秤漏，例皆疏略。庆历戊子年，初预班朝，十二月，起居退，宣许百官于朝堂观新秤漏，因得详观而默识焉。始知古今之制，都未精究，盖少第二平水奁，致漏滴之有迟速也。亘古之阙，繇我朝讲求而大备邪？尝率愚短，窃效成法，施于婺、睦二州鼓角楼。熙宁癸丑岁大旱，夏秋泉、冬愆南井泉枯竭，民用艰险。时待次梅溪，始作百刻香印，以准昏晓。又增置五夜香刻如左。

百刻香印

百刻香印，以坚木为之，山梨为上，樟楠次之。其原一寸二分，外经一尺一寸，中心经一寸无余。用有文处分十二界，迴曲其文，横路二十一，里路皆阔一分半，镵其上，深亦如之。每刻长一寸四分，凡一百刻，通长二百四十寸。每时率二尺，计二百四十寸。凡八刻，三分刻之一。其中近狭处，六晕相属，亥子也，丑寅也，卯辰也，巳午也，未申也，酉戌也，阴尽以至阳也。戌之末则入亥。以上六长晕，各外相连，阳时六皆顺行，自小以入大也，微至著也。其向外长六晕亦相属，子丑也，寅卯也，辰巳也，午未也，申酉也，戌亥也，阳终以入阴也。亥之末则至子。以上六狭处，各内相连，阴时六皆逆行，从大以入小，阴主减也。并无断际，犹环之无端也。每起火，各以其时，大抵起午正，第三路近中是。或起日，出视历日，日出卯初、卯正几刻，故不定断际起火处也。

五更印刻

上印最长，自小雪后，大雪、冬至、小寒后单用。其次有甲、乙、丙、丁四印，并两刻用。

中印最平，自惊蛰后，至春分后单用。秋分同。其前后有戊、己印各一，并单用。

末印最短，自芒种前，及夏至、小暑后单用，其前有庚、辛、壬、癸印，并两刻用。

百刻篆图

百刻香，若以常香，则无准。今用野苏、松球二味相和令匀，贮于新陶器内，旋用。野苏，即荏叶也。中秋前采，曝干，为末，每料十两。松球，即枯松花也。秋末拣其自坠者，曝干，剉去心，为末，每用八两。昔尝撰《香谱》，序百刻香印未详，广德吴正仲制其篆刻，并香法见贶，较之颇精审。非雅才妙思，孰能至是？因刻于石，传诸好事者。熙宁甲寅岁仲春二日，右谏议大夫、知宣城郡沈立题。

定州公库印香

笺香一两、檀香一两、零陵香一两、藿香一两、甘松一两、茅香半两、大黄半两。

右杵罗为末，用如常法。凡作印篆，须以杏仁末少许拌香，则不起尘及易出脱，后皆仿此。

和州公库印香

沉香十两、细剉。檀香八两、细剉如棋子。零陵香四两、生结香八两、藿香叶四两、焙。甘松四两、去土。草茅香四两、香附子二两、去黑皮，色红。麻黄二两、去根，细剉。甘草二两、粗者细剉。麝香七钱、焰硝半两、乳香二两、头高秤。龙脑七钱。生者尤妙。

右除脑、麝、乳、硝四味别研外，余十味皆焙干，捣细末，盒子盛。之外以纸包裹，仍常置暖处，旋取烧用，切不可泄气阴湿。此香于帏帐中烧之，悠扬作篆，熏之亦妙。别一方与此味数分两皆同，惟脑、麝、焰硝各增一倍。章草香须白茅香乃佳。每香一两，仍入制过甲香半钱。本太守冯公义子宜所制方也。

百刻印香

笺香三两、檀香二两、沉香二两、黄熟香二两、零陵香二两、藿香二两、土草香半两、去土。茅香二两、盆硝半两、丁香半两、制甲香七钱半、一本作七分半。龙脑少许。

右同末之，烧如常法。

资善堂印香

栈香三两、黄熟香一两、零陵香一两、藿香叶一两、沉香一两、檀香一两、白茅花香一两、丁香半两、甲香三分、制过。龙脑三钱、麝香三钱。

右件罗细末，用新瓦罐子盛之。昔张全真参（故）［政］传张德远丞相甚爱此香，每一日一盘，篆烟不息。

龙脑印香

檀香十两、沉香十两、茅香一两、黄熟香十两、藿香叶十两、零陵香十两、甲香七两半、盆硝二两半、丁香五两半、栈香三十两。剉。

右为细末和匀，烧如常法。

又方沈《谱》。

夹栈香半两、白檀香半两、白茅香二两、藿香一钱、甘松半两、乳香半两、栈香二两、麝香四钱、甲香一钱、龙脑一钱、沉香半两。

右除龙、麝、乳香别研，余皆捣罗细末，拌和令匀，用如常法。

乳檀印香

黄熟香六斤、香附子五两、丁香皮五两、藿香四两、零陵香四两、檀香四两、白芷四两、枣半斤、焙。茅香二斤、茴香二两、甘松半斤、乳香一两、细研。生结香四两。

右捣罗为细末，烧如常法。

供佛印香

栈香一斤、甘松三两、零陵香三两、檀香一两、藿香一两、白芷半两、茅香三钱、甘草三钱、苍龙脑三钱。

右为细末，如常法点烧。

无比印香

零陵香一两、甘草一两、藿香叶一两、香附子一两、茅香二两。蜜汤浸一宿，不可水多，晒干，微炒过。

右为末，每用，先于花模糁紫檀少许，次布香末。

水浮印香

柴灰一升、或纸灰。黄蜡二块。荔支大。

右同入锅内炒，蜡尽为度。每以香末脱印，如常法，将灰于面上摊匀，次裁薄纸，依香印大小衬灰，覆放，敲下，置水盆中，纸沉去，仍轻（来）［手］以纸炷点香。

宝篆香

沉香一两、丁香皮一两、藿香一两、夹栈香二两、甘松半两、甘草半两、零陵香半两、甲香半两、制。紫檀三两、焰硝二分。

右为末和匀，作印时，旋加脑、麝各少许。

香篆一名寿香。

乳香、旱莲草、降真香、沉香、檀香、青布片、烧灰存性。贴水荷叶、瓦松、男儿胎发、一斤。木栎、野蔟、龙脑、少许。麝香、少许。山枣子。

右十四味为末，以山枣子揉和前药，阴干用。烧香时，以玄参末蜜调筯梢上，引烟写字画人物，皆能不散。欲其散时，以车前子末弹于烟上，即散。

又方

歌曰："乳旱降沉香，檀青贴发山。断松椎栎蔟，脑射腹空间。"每用铜筯引香烟成字，或云入针沙等分，以筯梢夹磁石少许，引烟作篆。

丁公美香篆沈《谱》。

乳香半两、别本一两。水蛭三钱、壬癸虫、即蝌蚪也。郁金一钱、定风草半两、即天麻苗。龙脑少许。

右除龙脑、乳香别研外，余皆为末，然后一处匀和，滴水为丸，如桐子大。每用，先以清水湿过手，焚香，烟起时，以湿手按之，任从巧意，手常要湿。歌曰："乳蛭任风龙郁煎，手炉爇处发祥烟。竹轩清下寂无事，可爱翛然迎昼眠。"

凝和诸香

叶太社旁通香图

四和。百花。花蕊。清真。

丈苑：沉、一两。檀、半两。栈、一钱。甘松、一钱。玄参、二两。丁皮、一钱。麝。二钱。

常科：降真、半两。檀、半两。甘松、半两。枫香、半两。茅香。四两。

芬积：檀、一两。栈、半两。沉、一钱。降真、半两。麝、一钱。脑、一分。甲香。一钱。

清远：茅香、半两。生结、三分。脑、半钱。沉、一分。麝、一钱。檀。半两。

衣香：脑、一钱。零陵、半两。麝、一钱。木香、半两。檀、一钱。藿香、一钱。丁香。半两。

清神：藿香、半两。麝、一钱。脑、一钱。栈、一两。沉。半两。

凝香：麝、一钱。枝、半两。檀、一两半。甲香、一钱。结香、一钱。甘草、一分。脑。一钱。

降真。百和。宝篆。

右为极细末，除宝篆外，并以炼蜜和剂，作饼子，爇如常法。

汉建宁宫中香

黄熟香四斤、白附子二斤、丁香皮五两、藿香叶四两、零陵香四两、檀香四两、白芷四两、茅香二斤、茴香二斤、甘松半斤、乳香一两、别器研。生结香四两、枣子半斤、焙干。一方入苏合油一钱。

右为细末，炼蜜和匀，窨月余，作丸或爇之。

唐开元宫中方

沉香二两、细剉，以绢袋盛，悬于铫子当中，勿令著底，蜜水浸，慢火煮一日。檀香二两、茶清浸一宿，炒候干，令无檀香气味。麝香二钱、龙脑二钱、别器研。甲香一钱、法制。马牙硝一钱。

右为细末，炼蜜和匀，窨月余取出，旋入脑、麝丸之，或作花子，爇如常法。

宫中香

檀香八两、劈作小片，腊茶清浸一宿，控出，焙干。再以酒蜜浸一宿，慢火炙干，入诸品。沉香三两、甲香一两、生结香四两、龙麝各半两。别器研。

右为细末，生蜜和匀，贮瓷器，地窨一月，旋丸爇之。

宫中香

檀香一十二两、细剉，水一升、白蜜半斤，同煮五十七沸，控出，焙干。零陵香三两、藿香三两、甘松三两、茅香三两、生结香四两、甲香三两、法制。黄熟香五两、炼蜜一两半，浸一宿，焙干用。龙麝各一钱。

右为细末，炼蜜和匀，瓷器封，窨二十日，旋丸爇之。

江南李主帐中香

沉香一两、剉细，如炷大。苏合香。以不津瓷器盛。

右以香投油，封浸百日，爇之。入蔷薇水更佳。

又方

沉香一两、剉如炷。鹅梨十枚。切研取汁。

右用银器盛，蒸三次，梨汁干即可。

又方

沉香末一两、檀香末一钱、鹅梨十枚。

右以鹅梨刻去瓤核，如瓮子状，入香末，仍将梨顶签盖，蒸三溜，去梨皮。研和令匀，久窨可。

又方

沉香四两、檀香一两、苍龙脑半两、麝香一两、马牙硝一钱。研。

右细剉，不用罗，炼蜜拌和，烧之。

宣和御制香

沉香七钱、剉如麻豆。檀香三钱、剉如麻豆，炒黄色。金颜香二钱、另研。背阴草、不近土者，如无用浮萍。朱砂二钱半、飞细。龙脑一钱，麝香、别研。丁香各半钱，甲香一钱。制过。

右用皂儿白水浸软，以定碗一只慢火熬，令极软，和香得所。次入金颜、脑、麝，研匀，用香蜡脱印，以朱砂为衣，置于不见风日处窨干，烧如常法。

御炉香

沉香二两、细剉，以绢袋盛之，悬于铫中，勿着底，蜜水一碗，慢火煮一日，水尽再添。檀香一两、细片，以腊茶清浸一日，稍焙干，令无檀气。甲香一两、法制。生梅花龙脑二钱、别研。马牙硝、麝香。别研。

右捣罗，取细末，以苏合油拌和匀，瓷合封，窨一月许，旋入脑、麝，作饼爇之。

李次公香

栈香不拘多少、剉如米粒。龙脑各少许。

右用酒蜜同和，入瓷瓶蜜封，重汤煮一日，窨半月可烧。

赵清献公香

白檀香四两、研剉。乳香缠末半两、研细。玄参六两。温汤洗净，慢火煮软，薄切作片，焙干。

右碾取细末，以熟蜜拌匀，入新瓷罐内封，窨十日，爇如常法。

苏州王氏帏中香

檀香一两、直剉如米豆，不可斜剉，以腊清浸令没，过二日取出，窨干，慢火炒紫色。沉香二钱、直剉。乳香一分、别研。龙脑、别研。麝香各一字。别研，清茶化开。

右为末，净蜜六两同浸檀茶清，更入水半盏，熬百沸，复秤如蜜数度，候冷，入麸炭末三两，与脑、麝和匀，贮瓷器封，窨如常法，旋丸爇之。

唐化度寺衙香

白檀香五两、苏合香二两、沉香一两半、甲香一两、煮制。龙脑香半两、麝香半两。别研。

右细剉捣末，马尾罗过，炼蜜搜和之。

开元帏中衙香

沉香七两二钱、栈香五两、鸡舌香四两、檀香二两、麝香八钱、藿香六钱、零陵香四钱、甲香二钱、法制。龙脑少许。

右捣罗细末，炼蜜和匀，丸如大豆，爇之。

后蜀孟主衙香

沉香三两、栈香一两、檀香一两、乳香一两、甲香一两、法制。龙脑半钱、别研，香成旋入。麝香一钱。别研，香成旋入。

右除龙、麝外，用秆末入炭皮末、朴硝各一钱，生蜜拌匀，入瓷盒，重汤煮十数沸取出，窨七日，作饼爇之。

雍文彻郎中衙香

沉香、檀香、栈香、甲香、黄熟香各一两，龙、麝各半两。

右捣罗为末，炼和匀，入瓷器内密封，埋地中一月方可爇。

苏内翰贫衙香

白檀香四两、斫作薄片，以蜜拌之，净器内炒，如干，旋入蜜，不住手搅，以黑褐色止，勿令焦。乳香五粒、生绢裹之，用好酒一盏同煮，候酒干至五七分，取出。麝香一字、玄参一钱。

右先将檀香杵粗末，次将麝香细研，入檀香，又入麸炭细末一两，借色与玄乳同研，合和令匀，炼蜜作剂，入瓷器罐蜜封，埋地一月。

钱塘僧日休衙香

紫檀四两、沈水香一两、滴乳香一两、麝香一钱。

右捣罗细末，炼蜜拌入和匀，圆如豆大，入瓷器，久窨可爇。

金粟衙香

梅蜡香一两、檀香一两、腊茶清煮五七沸，二香同取末。黄丹一两、乳香三钱、片脑一钱、麝香一字、杉木炭二两半、为末，秤。净蜜二斤半。

右将蜜于净器内蜜封，重汤煮，滴入水中成珠方可用。与香末拌匀，入臼杵千余作剂，窨一月分爇。

衙香

沉香半两、白檀香半两、乳香半两、青桂香半两、降真香半两、甲香半两、龙脑半两、麝香半两。另研。

右捣罗细末，炼蜜拌匀，次入龙脑、麝香，搜和得所，如常爇之。

衙香

黄熟香、沉香、栈香各五两，檀香、藿香、零陵香、甘松、丁皮、甲香制，各三两。丁香一两半、乳香半两、硝石三分、龙脑三分、麝香一两。

右除硝石、龙脑、乳、麝同研细外，将诸香捣罗为散，先量用苏合油，并炼过好蜜二斤和匀，贮瓷器，埋地中一月所，爇之。

衙香

檀香五两，沉香、结香、藿香、零陵香、茅香、烧灰存性。甘松各四两，丁香皮、甲香二钱、脑麝。各三分。

右细研，炼蜜和匀，烧如常法。

衙香

生结香、栈香、零陵香、甘松各三两，藿香、丁香皮各一两，甲香二两、麝香一钱。

右粗末，炼蜜放冷，和匀，依常法窨过，爇之。

衙香

檀香、玄参各三两，甘松二两，乳香半两，别研。龙、麝各半两。

右先将檀、参剉细，盛银器内，水浸，慢火煮，水尽取出，焙干。与甘松同捣罗为末，次入乳香末等，一处用生蜜和匀，久窨，然后爇之。

衙香

茅香二两、去杂草尘土。玄参一两、薤根大者。黄丹十两、细研。以上三味和捣罗炼过炭末二斤，令用油纸包裹三宿。夹沉栈香四两、上等好者。紫檀四两、丁香五分、好者去梗。已上捣末。滴乳香一钱半、细研。真麝香一钱半。细研。

右用蜜四斤，春夏煮十五沸，秋冬煮十沸，取出候冷，方入栈香等五味搅和，次以荫炭末二斤拌入臼杵匀，久窨分爇。

衙香

檀香一十三两、剉，腊茶清炒。沉香六两、栈香六两、马牙硝六两、龙脑三钱、麝香一钱、甲香一钱。用炭大煮二日，净洗，以蜜汤煮干。

右为末，研入龙、麝，蜜搜和令匀，爇之。

衙香

紫檀四两，酒浸一昼夜，焙干。川大黄一两，切片，以甘松酒煮，焙。玄参半两，以甘松同酒浸一宿，焙干。零陵香、甘草各半两，白檀、栈香各二钱半，酸枣仁五枚。

右为细末，白蜜十两微炼和匀，入不津瓷盒内封，窨半月取出，旋丸爇之。

延安郡公蕊香

玄参半斤、净洗，去尘土，于银器中以水煮，令熟。控出，干切，入铫中慢火炒，令微烟出。甘松四两、细剉，拣去杂草尘土。白檀香二钱、剉。麝香二钱、颗者，俟别药成末，方入研。的乳香二钱。细研，同麝香入。

右并用新好者，杵罗为末，炼蜜和匀，丸如鸡豆大。每药末一两，入熟蜜一两，末丸前再入臼杵百余下，油纸密封，贮瓷器，施取烧之，作花气。

婴香

沉水香三两、丁香四钱、治甲香一钱、各末之。龙脑七钱、研。麝香三钱、去皮毛，研。梅檀香半两。一方无。

右五物相和令匀，入炼白蜜六两，去沫。入马牙硝半两，绵滤过，极冷，乃和诸香。令稍硬，丸如梧子大，置之瓷盒密封，窨半月后用。

《香谱拾遗》云："昔沈桂官者，自岭南押香药纲，覆舟于江上，坏宫香之半。因括治脱落之余，合为此香，而鬻于京师，豪家贵族争市之。"

金粟衙香

香附子四两、藿香一两。

右二味须酒一升同煮，候干至一半为度，取出阴干。为细末，以查子绞汁，和令匀，调作膏子，或捻薄饼烧之。

韵香

沉香末一两、麝香末一两。

稀糊脱成饼子，阴干烧之。

不下阁新香

栈香一两一钱、丁香一分、檀香一分、降真香一分、甲香一字、零陵香一字、苏合油半字。

右为细末，白芨末四钱，加减水和作饼。

此香大作一炷。

宣和贵妃黄氏金香

占腊沉香八两、檀香二两、牙硝半两、甲香半两、制过。金颜香半两、丁香半两、麝香一两、片白脑子四两。

右为细末，炼蜜，先和前香，后入脑、麝，为丸大小任意，以金箔为衣，爇如常法。

压香

沉香二钱半、龙脑二钱、与沉末同研。麝香一钱。别研。

右细末，皂儿煎汤和剂，捻饼如常法，银衬烧。

古香

柏子仁二两、每个分作四片，去仁，胯茶二钱，沸汤盏浸一宿，重汤煮，窨令干用。甘松蘖一两、檀香半两、金颜香二两、龙脑二钱。

右为末，入枫香脂少许，蜜和如常法，阴干烧之。

神合香

玄参一十两、甘松一十两，白蜜加减用。

右为细末，白蜜渍令匀，入瓷罐内蜜封，重汤煮一宿，取出放冷。杵数百如干，加蜜和匀，窨地中，旋取，入麝少许，爇之。

僧惠深温香

地榆一斤、玄参一斤、米泔浸二宿。甘松半斤、白茅香一两、白芷一两。蜜四两、河水一碗同煎，水尽为度，切片，焙干。

右细末，入麝香一分，炼蜜和剂，地窨一月，旋丸爇之。

供佛温香

檀香、栈香、藿香、白芷、丁香皮、甜参、零陵香各一两，甘松、乳香各半两，硝石一分。

右件依常法治，碎剉，焙干，捣为细末。别用白茅香八两，碎劈，去泥，焙干。火烧之，焰将绝，急以盆盖、手巾围盆口，勿令泄气，放冷。取茅香灰，捣末，与诸香一处逐旋入，经炼好蜜相和，重入臼捣软得所，贮不津器中，旋取烧之。

久窨湿香

栈香四斤、生。乳香七斤、甘松二斤半、茅香六斤、剉。香附子一斤、檀香十两、丁香皮十两、黄熟香十两。剉。

右细末，用大丁香二个搥碎，水一盏煎汁。浮萍草一掬，拣洗净，去须，研细。滤汁同丁香汁和匀，搜拌诸香。候匀，入臼杵数百下为度，捻作小饼子，阴干，如常法烧之。

清神香

玄参一个、腊茶四胯。

右为末，以冰糖搜之，地下久窨，可爇。

清远香局方

甘松十两、零陵香六两、茅香七两、局方六两。麝香末半斤、玄参五两、拣净。丁香皮五两、降真香五两、系紫藤香。以上味局方六两。藿香三两、香附子三两、拣净。局方十两。白芷三两。

右为细末，炼蜜搜和令匀，捻饼或末爇。

清远香

零陵香、藿香、甘松、茴香、沉香、檀香、丁香。各等分，为末。

右炼蜜圆如龙眼核大，入龙脑、麝香各少许尤妙，爇如前法。

清远香

甘松一两、丁香半两、玄参半两、番降真半两、麝香末半钱、茅香七钱、零陵香六钱、香附子三钱、藿香三钱、白芷三钱。

右为末，炼蜜和作饼，烧窨如常法。

清远香

甘松四两、玄参二两。

右为细末，入麝香一钱，炼蜜和匀，如常爇之。

汴梁太乙宫清远香

柏铃一斤、茅香四两、甘松半斤、沥青二两。

右为细末，以肥枣半斤蒸熟，研细如泥，拌和令匀，如黄豆大，爇之，或炼蜜和剂亦可。

清远膏子香

甘松一两、去土。茅香一两、去土，蜜水炒黄。藿香半两、香附子半两、零陵香半两、玄参半两、麝香半两、别研。白芷七钱半、丁皮三钱、麝檀香四两、即红兜娄。大黄二钱、乳香二钱、另研。栈香三钱、米脑二分。另研。

右为细末，炼蜜和匀，散烧或捻小饼子亦可。

邢大尉韵胜清远香

沉香半两、檀香二钱、麝香五钱、脑子三字。

右先将沉、檀为细末，次入脑、麝，钵内研极细。别研入金颜香一钱，次加苏合油少许，仍以皂儿仁三十个、水二盏熬皂儿水。候黏，入白芨末一钱，同上件香料和成剂，再入茶清，研其剂，和熟随意。脱造花子，先用苏合油或面油刷过，花脱，然后印剂，则易出。

内府龙涎香

沉香、檀香、乳香、丁香、甘松、零陵香、丁皮香、白芷、各等分。藿香二斤、玄参二斤。拣净。

共为粗末，炼蜜和匀，爇如常法。

湿香

檀香一两一钱、乳香一两一钱、沉香半两、龙脑一钱、麝香一钱、桑炭灰一斤。

右为末，为竹筒盛蜜于锅中，煮至赤色，与香末和匀。石板上槌三五十下，以热麻油少许作丸或饼，爇之。

清神湿香

苔芎须半两，藁本、羌活、独活、甘菊各半两，麝香少许。

右同为末，炼蜜和丸或作饼。爇之，可愈头痛。

清远湿香

甘松、去枝。茅香枣肉研膏，浸焙。各二两，玄参、黑细者炒。降真香、三柰子、香附子去须，微炒。各半两，韶脑半两，丁香一两，麝香三百文。

右细末，炼蜜和匀，瓷封，窨一月取出，捻饼子爇之。

日用供神湿香

乳香一两、研。蜜一斤、炼。干杉木烧麸炭。细筛。

右同和，窨半月许取出，切作小块子，日用无大费，而清芬胜市货者。

丁晋公清真香

歌曰："四两玄参二两松，麝香半两蜜和同。丸如茨子金炉爇，还似千花喷晓风。"

清真香

麝香檀一两、乳香一两、干竹炭一十二两。烧带性。

右为细末，炼蜜，搜成厚片，切作小块子，瓷盒封，贮土中，窨十日，慢火爇之。

清真香

沉香二两，栈香、零陵香各三两，藿香、玄参、甘草各一两，黄熟香四两，甘松一两半，脑、麝各一钱，甲香一两半。泔浸二宿，同煮，泔尽，以清为度。复以滴泼地上，置盖一宿。

右为末，入脑、麝拌匀，白蜜六两炼，去沫。入焰硝少许，搅和诸香，丸如鸡头实大。烧如常法，久窨更佳。

黄太史清真香

柏子仁二两、甘松蕊一两、白檀香半两、桑柴麸炭末三两。

右细末，炼蜜和匀，瓷器窨一月，烧如常法。

清妙香

沉香二两、剉。檀香二两、剉。龙脑一分、麝香一分。另研。

右细末，次入脑、麝拌匀，白蜜五两，重汤煮熟，放温。更入焰硝半两同和，瓷器窨一月，取出爇之。

清神香

青木香半两、生切，蜜浸。降真香一两、白檀香一两、香白芷一两、龙麝各少许。

右为细末，热汤化雪糕，和作小饼，晚风烧如常法。

王将明太宰龙涎香

金颜香一两，乳细如面。石纸一两，为末，须西出者，食之口涩生津者是。沉、檀各一半，为末，用水磨细，令干。龙脑半钱、生。麝香半钱。绝好者。

右用皂子膏和，入模子脱花样，阴干爇之。

杨古老龙涎香

沉香一两、紫檀半两、甘松一两、净拣，去土。脑麝少许。

右先以沉、檀为细末，甘松别研。罗候，研脑香极细，入甘松内三味，再同研。分作三分，将一分半入沉香末中，和令匀，入瓷瓶蜜封，窨一月宿。又以一分用白蜜一两半重汤煮，干至一半，放冷入药，亦窨一宿。留半分，至调时掺入搜匀，更用苏合油、蔷薇水、龙涎别研，再搜为饼子，或搜匀，入瓷盒内，掘地坑深三尺余，窨一月取出，方作饼子。若更少入制甲香，尤清绝。

亚里木吃兰脾龙涎香

蜡沉二两、蔷薇水浸一宿，研如泥。龙脑二钱、别研。龙涎香半钱。

共为末，入沉香泥，捻饼子，窨干，爇。

龙涎香

沉香十两，檀香三两，金颜香、龙脑各二两，麝香一两。

右为细末，皂子脱作饼子，尤宜作带香。

龙涎香

紫檀一两半、建茶浸三日，银器中炒，令紫色，碎者旋取之。栈香三钱、剉细，入蜜一盏、酒半盏，以沙盒盛蒸，取出焙干。甲香半两、浆水泥一块同浸三日，取出，再以浆水一碗煮干，银器内炒黄。龙脑二钱、别研。玄参半两、切片，入焰硝一分，蜜、酒各一盏，煮干。更以酒一碗，煮干为度，炒令脆，不得犯铁器。麝香二字。当门子，别器研。

右细末，先以甘草半两捶碎，沸汤一升浸，候冷取出，甘草不用。白蜜半斤煎，拨去浮蜡，与甘草汤同熬，放冷。入香末，次入脑、麝及杉树油，节炭一两和匀，捻作饼子，贮瓷器内，窨一月。

龙涎香

檀香二两、紫色，好者剉碎，用梨汁并好酒半盏同浸三日，取出焙干。甲香八十粒、用黄泥煮二三十沸，洗净，干油煎，为末。沉香半两、剉。丁香八十粒、生梅花脑子一钱、麝香一钱。各别器研。

右细末，以浸沉梨汁，入好蜜少许，拌和得所，用瓶盛，窨数日，于密室无风处厚灰盖火一炷。

龙涎香

沉香一两、金颜香一两、笃耨皮一钱、脑一钱、麝半钱。

右为细末，白芨末糊和剂，同模范脱，或花阴干，以齿刷子去不平处，爇之。

龙涎香

沉香一斤、麝香五钱、龙脑二钱。

右以沉香为末，用水碾成膏。麝用汤研化，细汁入膏内，次入龙脑，研匀，捻作饼子，爇之。

南蕃龙涎香又名胜芬积。

木香、怀干。丁香各半两，藿香、晒干。零陵香各七钱半，槟榔、香附子、咸水浸一宿，焙。白芷、官桂怀干。各二钱半，肉荳蔻两个，麝香三钱。别本有甘松七钱。

右为末，以蜜或皂子水和剂，丸如鸡头实大，爇之。

又方与前小有异同，今两存之。

木香、丁香各二钱半，藿香、零陵香各半两，槟榔、香附子、白芷各一钱半，官桂、麝香、沉香、当归各一钱，甘松半两，肉豆蔻一个。

右为末，炼蜜和匀，用模子脱花，或捻饼子，慢火焙，稍干带润，入瓷盒，久窨，绝妙。兼可服三两饼，茶酒任下，大治心腹痛，理气宽中。

龙涎香

沉香一两，檀香半两，腊茶煮。金颜香、半钱。笃耨香、半钱。白芨末三钱，脑、麝各一字。

右细末，拌匀，皂儿胶捣和，脱花，爇之。

龙涎香

丁香、木香各半两，官桂、白芷、香附子、咸浸一宿，焙。槟榔、当归各二钱半，甘松、藿香、零陵香各七钱。

右加肉豆蔻一枚，同为细末，炼蜜，丸如绿豆大，兼可服。

龙涎香

丁香、木香、肉豆蔻各半两，官桂、甘松、当归各七钱，藿香、零陵香各三钱，麝香一钱，龙脑少许。

右细末，炼蜜，丸如桐子大，瓷器收贮，捻匾亦可。

智月龙涎香

沉香一两，麝香、苏合油各一钱，米脑、白芨各一钱半，丁香、木香各半钱。

右为细末，皂儿胶捣和，入臼杵千下，花印脱之，窨干，刷出光，慢火云母衬烧。

龙涎香

速香、沉香、注漏子香各十两，脑、麝各五钱，蔷薇香不拘多少。阴干。

右为细末，以白芨琼卮煎汤，煮糊为丸，如常法烧。

龙涎香

沉香六钱，白檀、金颜香、苏合油各二钱，麝香半钱，另研。龙脑三字，浮萍半字，阴干。青苔半字。阴干，去土。

右为细末，拌匀，入苏合油，仍以白芨末二钱、冷水调如稠粥，重汤煮成糊，放温，和香，入臼杵千下，模范脱花，用刷子出光，如常法焚之。供神佛去麝香。

古龙涎香

好沉香一两、丁香一两、甘松二两、麝香一钱、甲香一钱。制过。

右为细末，炼蜜和剂，作脱花样，窨一月或百日。

古龙涎香

沉香半两，檀香、丁香、金颜香、素馨花各半两，广南有，最清奇。木香、黑笃实、麝香各一分，颜脑二钱，苏合油一字许。

右各为细末，以皂子白浓煎成膏，和匀，任意造作花子佩香及香环之类。如要黑者，入杉木烰炭少许，拌沉、檀同研，却以白芨极细作末，少许热汤调得所，将笃耨、苏合油同研。香如要作软者，只以败蜡同白胶香少许熬，放冷，以手搓成铤。

煮酒蜡尤妙。

古龙涎香

占蜡沉十两、拂手香三两、金颜香三两、蕃栀子二两、梅花脑一两半、另研。龙涎香二两、

右为细末，入麝香二两，炼蜜和匀，捻饼子爇之。

白龙涎香

檀香一两、乳香五钱。

右以寒水石四两煅过，同为细末，梨汁和为饼子，焚爇。

小龙涎香

沉香、栈香、檀香各半两，白芨、白敛各二钱半，龙脑二钱，丁香一钱。

右为细末，以皂儿胶水和作饼子，阴干，刷光，窨土中十日，以锡盒贮之。

小龙涎香

锦纹大黄一两，檀香、乳香、丁香、玄参、甘松各五钱。

右以寒水石二钱，同为细末，梨汁和作饼子，爇之。

小龙涎香

沉香一两、龙脑半钱。

右为细末，以鹅梨汁作饼子，爇之。

小龙涎香

沉香一两、乳香一分、龙脑半钱、麝香半钱。腊茶清研。

右同为细末，以生麦、门冬去心、研泥，和丸如桐子大。入冷石模中脱花，候干，瓷盒收贮，如常法然。

吴侍郎龙津香

白檀五两、细剉，以腊茶清浸半月后，蜜炙。沉香四两、玄参半两、甘松一两、洗净。丁香二两、木麝二两、甘草半两、炙。甲香半两、制，先以黄泥水煮，次以蜜水煮，复以酒煮，各一伏时，更以蜜少许炒焙。焰硝三钱、龙脑一两、樟脑一两、麝香一两。四味各别器研。

右为细末，拌和匀，炼蜜作剂，掘地窨一月，取烧。

龙泉香

甘松四两、玄参二两、大黄一两半、麝香半钱、龙脑二钱。

右捣罗细末，炼蜜为饼子，如常法爇之。

清心降真香

紫润降真香四十两、剉，研。栈香三十两、黄熟香三十两、丁香皮十两、紫檀三十两、剉碎，以建茶细末一两汤调，以两碗拌香，令湿，炒三时辰，勿令黑。藿香十两、麝香木十五两、拣甘草五两、焰硝半斤、汤化开，淘去滓，熬成霜，秤。甘松十两、白茅香三十两、细剉，以青州枣三十个、新水三升同煮过，复炒，令色变，去枣及黑者，止用十五两。龙脑一两。香成，旋入。

右为细末，炼蜜搜和令匀，作饼爇之。

宣和内府降真香

蕃降真香三十两。

右剉作小片子，以腊茶半两末之，沸汤同浸一日，汤高香一指为约，来朝取出风干。更以好酒半碗、蜜四两、青州枣五十个，于瓷器内与香同煮，至干为度。取出，于不津瓷盒内收贮，密封，徐徐取烧，其香最清也。

降真香

蕃降真香切作片子，以冬青树子单布内绞汁浸香，蒸过，窨半月，烧。

假降真香

蕃降真香一两、劈作小片。藁本一两。水二碗，银石器内与香同煎。

右二味同煮干，去藁本，不用慢火，衬筠州枫香烧。

胜笃耨香

栈香半两、黄连香三钱、檀香三分、降真香三分、龙脑一字、麝香一钱。

右以蜜和粗末，爇之。

假笃耨香

老柏根七钱、黄连七钱、别器研置。丁香半两、降真香、腊茶煮半日。紫檀香一两、栈香一两。

右为细末，入米脑少许，炼蜜和匀，窨，爇之。

假笃耨香

檀香一两、黄连香三两。

右为末，拌匀，橄榄汁和湿，入瓷器收，旋取爇之。

假笃耨香

黄连香或白胶香以极高煮酒，与香同煮，至干为度，收之，可烧。

冯仲柔假笃耨香

通明枫香三两、火上镕开。桂末一两、入香内搅匀。白蜜三两匙。入香内。

右以蜜入香，搅和令匀，泻于水中，冷便可烧。或欲作饼子，乘热捻成，置水中。

假笃耨香

枫香乳、栈香、檀香、生香各一两，官桂、丁香。随意入。

右为粗末，蜜和冷湿，瓷盒封，窨月余，可烧。

江南李王煎沉

沉香、㕮咀。苏合油。不拘多少。

右每以沉香一两，用鹅梨十枚，细研取汁，银石器入甑蒸数次，以稀为度。或削沉香作屑，长半寸许，锐其一端，丛刺梨中炊一饮时，梨熟乃出。

李王花浸沉

沉香不拘多少，剉碎，取有香花蒸，荼蘼、木犀、橘花或橘叶亦可。福建末利花之类，带露水摘花一碗，以瓷盒盛之，纸盖，入甑蒸，食顷取出。去花，留汗汁浸沉香，日中暴干。如是者三，以沉香透润为度。或云皆不若蔷薇水浸之最妙。

华盖香

歌曰："沉檀香附并山麝，艾蒳酸仁分两停。炼蜜拌匀瓷器窨，翠烟如盖可中庭。"

宝球香

艾蒳一两，松上青衣是也。酸枣一升，入水少许，研汁，捣成膏。丁香皮、檀香、茅香、香附子、白芷、栈香各半两，草豆蔻一枚，去皮。梅花龙脑、麝香各少许。

右除脑、麝别器研外，余皆炒过，捣取细末，以酸枣膏更加少许。袅袅直上如线，结为球状，经时不散。

香球

石芝、艾蒳各一两，酸枣肉半两，沉香一分，甲香半钱，制。梅花龙脑半钱，另研。麝香少许。另研。

右除脑、麝同捣细末，研枣肉为膏，入熟蜜少许和匀，捻作饼子，烧如常法。

芬积香

丁香皮、硬木炭各二两，为末。韶脑半两，另研。檀香一分，末。麝香一钱。另研。

右拌匀，炼蜜和剂，实在罐器中，如常法烧。

芬积香

沉香、栈香、藿香、零陵香各一两，丁香一分，木香四分半，甲香一分。制。捣。

右为细末，重汤煮蜜，放温。入香末及龙脑、麝香各二钱，拌和令匀，瓷盒密封，地坑窨一月，爇之。

小芬积香

栈香一两，檀香、樟脑各五钱，飞过。降真香一分，麸炭三两。

右以生蜜或熟蜜和匀，瓷盒盛，埋地一月，取烧。

芬积香

沉香二两，紫檀、丁香各一两，甘松三钱，零陵香三钱，制甲香一分，脑、麝各一钱。

右为末，拌匀，生蜜和作剂饼，瓷器窨干，爇之。

藏春香

沉香、檀香、酒浸一宿。乳香、丁香、真腊香、占城香各二两，脑、麝各一分。

右为细末，将蜜入甘黄菊一两四钱、玄参三分，剉，同入饼内，重汤煮半日，滤去菊与参不用。以白梅二十个水煮，令冷浮，去核取肉，研入，熟蜜拌匀众香，于瓶内久窨，可爇。

藏春香

降真香四两，腊茶清浸三日，次以汤浸，煮十余沸，取出，为末。丁香十余粒，脑、麝各一钱。

右为细末，炼蜜和匀，烧如常法。

出尘香

沉香四两、金颜香四钱、檀香三钱、龙涎二钱、龙脑一钱、麝香五分。

右先以白芨煎水，捣沉香万杵，别研余品，同拌令匀，入煎成皂子胶水。再捣万杵，入石模脱作古龙涎花子。

出尘香

沉香一两、栈香半两、酒煮。麝香一钱。

共为末，蜜拌，焚之。

四和香

沉、檀各一两，脑、麝各一钱。如法烧。香橙皮、荔枝壳、樱桃核、梨滓、甘蔗滓等分为末，名小四和。

四和香

檀香二两、剉碎，蜜炒褐黄色，勿令焦。滴乳香一两、绢袋盛，酒煮，取出，研。麝香一钱、胯茶一两、与麝同研。松木麸炭末半两。

右为末，炼蜜和匀，磁盒收盛，地窨半月，取出爇之。

冯仲柔四和香

锦文大黄、玄参、藿香叶、蜜各一两。

右用水和，慢火煮数时辰许，剉为粗末。入檀香三钱、麝香一钱，更以蜜两匙拌匀，窨过，爇之。

加减四和香

沉香一分、丁香皮一分、檀香半分、各别为末。龙脑半分、另研。麝香半分、木香不拘多少。杵末，沸汤浸水。

右以余香别为细末，木香水和，捻作饼子，如常爇之。

夹栈香

夹栈香、甘松、甘草、沉香各半两，白茅香二两，檀香二两，藿香一分，甲香二钱，制。梅花龙脑二钱，别研。麝香四钱。

右为细末，炼蜜拌和令匀，贮瓷器蜜封，地窨一月，旋取出，捻饼子，爇如常法。

闻思香

玄参、荔枝、松子仁、檀香、香附子各二钱，甘草、丁香各一钱。

同为末，查子汁和剂，窨、爇如常法。

闻思香

紫檀半两、蜜水浸三日，慢火焙。甘松半两、酒浸一日，火焙。橙皮一两、日干。苦楝花一两、榠查核一两、紫荔枝一两、龙脑少许。

右为末，炼蜜和剂，窨月余，爇之。别一方无紫檀、甘松，用香附子半两、零陵香一两，余皆同。

寿阳公主梅花香

甘松半两、白芷半两、牡丹皮半两、藁本半两、茴香一两、丁皮一两、不见火。檀香一两、降真香一两、白梅一百枚。

右除丁皮，余皆焙干，为粗末，瓷器窨半月，爇如常法。

李王帐中梅花香

丁香一两一分、新好者。沉香一两、紫檀半两、甘松半两、龙脑四钱、零陵香半两、麝香四钱、制甲香三分、杉松麸炭四两。

右细末，炼蜜和匀，丸，窨半月，取出爇之。

梅花香

苦参四两、甘松四钱、甲香三分、制之用。麝香少许。

右细末，炼蜜为丸，如常法爇之。

梅花香

丁香一两、藿香一两、甘松一两、檀香一两、丁皮半两、牡丹皮半两、零陵香二两、辛夷一分、龙脑一钱。

右为末，用如常法，尤宜佩带。

梅花香

甘松一两、零陵香一两、檀香半两、茴香半两、丁香一百枚、龙脑少许。别研。

右为细末，炼蜜合和，干湿皆可，爇之。

梅花香

沉香、檀香、丁香各一分，丁香皮三分，樟脑三分，麝香少许。

右除脑、麝二味乳钵细研，入杉木炭煤四两，共香和匀，炼白蜜拌匀，捻饼，入无渗瓷器窨久，以银叶或云母衬烧之。

梅花香

丁香枝杖一两、零陵香一两、白茅香一两、甘松一两、白檀香一两、白梅末二钱、杏仁十五个、丁香三钱、白蜜半斤。

右为细末，炼蜜作剂，窨七日，烧之。

梅英香

拣丁香三钱、白梅末三钱、零陵香叶二钱、木香一钱、甘松半钱。

梅英香

沉香三两、剉末。丁香四两、龙脑七钱、另研。苏合香二钱、甲香二两、制。硝石末一钱。

右细末，入乌香末一钱，炼蜜和匀，丸如芡实，爇之。

梅蘂香又名一枝香。

歌曰："沉檀一分丁香半，烰炭筛罗五两灰。炼蜜丸烧加脑麝，东风吹绽十枝梅。"

陈氏香谱卷三

凝和诸香

韩魏公浓梅香又名返魂梅。

黑角沉半两、丁香一分、郁金半分、小麦麸炒，令赤色。腊茶末一钱、麝香一字、定粉一米粒、即韶粉是。白蜜一盏。

右各为末，麝先细研，取腊茶之半，汤澄清，调麝。次入沉香，次入丁香，次入郁金，次入余茶及定粉，共研细。乃入蜜，使稀稠得宜，收沙瓶器中，窨月余，取烧，久则益佳。烧时以云母石或银叶衬之。

黄太史跋云："余与洪上座同宿潭之碧湘门外舟中，衡岳花光仲仁寄墨梅二枝，扣船而至，聚观于灯下。余曰：'只欠香耳。'洪笑，发谷董囊，取一炷焚之，如嫩寒清晓行孤山篱落间。怪而问其所得。云自东坡得于韩忠献家，知余有香癖，而不相授，岂小鞭其后之意乎？洪驹父集古今香方，自谓无以过此，以其名意未显，易之为'返魂梅'云。"

《香谱补遗》所载与前稍异，今并录之。

腊沉一两、龙脑半钱、麝香半钱、定粉二钱、郁金半两、胯茶末二钱、鹅梨二枚、白蜜二两。

右先将梨去皮，用姜擦子上擦碎，细纽汁与蜜同熬过，在一净盏内调定粉、腊茶、郁金香末。次入沉香、脑、麝，和为一块，油纸裹，入瓷盒内，地窨半月，取出。如欲遗人，圆如芡实，金箔为衣，十丸作贴。

嵩州副宫李元老笑梅香

沉香、檀香、白豈蔻仁、香附子、肉桂、龙脑、麝香、金颜香各一钱，白芨二钱，马牙硝二字，荔枝皮半钱。

右先入金颜香，于乳钵内细研。次入牙硝及脑、麝，研细。余药别入杵臼内捣罗为末，同前药再入乳钵内研。滴水和剂，印作饼子，阴干用。或小印雕“乾元亨利贞”字印之佳。

笑梅香

榲桲二个、檀香半两、沉香三钱、金颜香四钱、麝香二钱半。

右将榲桲割开顶子，以小刀子剔去穰并子。将沉、檀为极细末，入于内。将元割下顶子盖着，以麻缕系定。用生面一块裹榲桲在内，慢火灰烧，黄熟为度。去面不用，取榲桲研为膏。别将麝香、金颜研极细，入膏内相和研匀。以木雕香花子印脱，阴干烧。

笑梅香

沉香、乌梅肉、芎藭、甘松各一两，檀香半两。

右为末，入脑、麝少许，蜜和，瓷盒，旋取焚之。

笑梅香

栈香、丁香、甘松、零陵香各二钱，共为粗末。朴硝四两，龙脑、麝香各半钱。

右研匀，次入脑、麝、朴硝，生蜜搜和，瓷盒封，窨半月。

笑梅香

丁香百粒，茴香一两，檀香、甘松、零陵香、麝香各二钱。

右细末，蜜和成剂，分爇之。

肖梅香

韶脑四两、丁香皮四两、白檀二钱、桐炭六两、麝香一钱。

右先捣丁檀炭为末，次入脑、麝，熟蜜拌匀，杵三五百下，封窨半月，取出爇之。别一方加沉香一两。

胜梅香

歌曰："丁香一分真檀半，松炭筛罗一两灰。熟蜜和匀入龙脑，东风吹绽岭头梅。"

鄙梅香

沉香一两，丁香、檀香、麝香各二钱，浮萍草。

右为末，以浮萍草取汁，加少蜜和，捻饼烧之。

梅林香

沉香、檀香各一两，丁香枝杖、樟脑各三两，麝香一钱。

右除脑、麝别器细研，将三味怀干为末，用煅过炭硬末二十两与香末和匀，白蜜四十两重汤煮，去浮蜡，放冷，旋入杵臼捣软，阴干，以银叶衬烧之。

浃梅香

丁香百粒，茴香一捻，檀香、甘松、零陵香各二两，脑麝少许。

右细末，炼蜜作剂，爇之。

笑兰香

白檀香、丁香、栈香、玄参各一两，甘松半两，黄熟香二两，麝香一分。

右除麝香别研外，余六味同捣为末，炼蜜搜拌成膏，爇窨如常法。

笑兰香

沉香、檀香、白梅肉各一两，丁香八钱，木香七钱，牙硝半两，研。丁香皮、去粗皮，二钱。麝香少许，白芨末。

右为细末，白芨煮糊，和匀，入范子印花，阴干烧之。

李元老笑兰香

拣丁香、味辛。木香、如鸡骨。沉香、刮净，去软白。檀香脂、腻。肉桂、味辛。回纥香附子各一钱，如无，以白豆蔻代之。以上六味同末。麝香片、白脑子各半钱，南硼砂二钱。先入乳钵内研细，次入脑、麝同研。

右炼蜜和匀，更入马勃二钱许，搜拌成剂，新油单纸封裹，入磁盒，窨一百日，取出。旋丸如豌豆状，捻之，渍酒，名洞庭春。每酒一斤，入香一丸，化开。笋叶密封，春三日，夏秋一日，冬七日。可饮，味甚清美。

靖老笑兰香

零陵香、藿香、甘松各七钱半，当归一条，豆蔻一个，麝半钱，槟榔一个，木香、丁香各半两，香附子、白芷各二钱半。

右为细末，炼蜜和搜，入臼杵百下，贮瓷盒，地坑埋，窨一月，作饼，烧如常法。

笑兰香

歌曰："零藿丁檀沉木一，六钱藁本麝差轻。合和时用松花蜜，爇处无烟分外清。"

肖兰香

紫檀五两，白尤妙，剉作小片，炼白蜜一斤，加少汤浸一宿，取出，银器内炒，微烟出。麝香、乳香各一钱，烰炭一两。

右先将麝香入乳钵研细，次用好腊茶一钱，沸汤点澄清，将脚与麝同研。候匀，以诸香相和，入杵臼，令得所。如干，少加浸檀，蜜水拌匀。入新器中，以纸封十数重，地窨窨月余，可爇。

肖兰香

零陵香、藿香、甘松各七钱，母丁香、官桂、白芷、木香、香附子各二钱，玄参三两，沉香、麝香各少许。别研。

右炼蜜和匀，捻作饼子，烧之。

胜肖兰香

沉香、拇指大。檀香、拇指大。丁香一分、丁香皮三两、茴香三钱、甲香二十片、制过。樟脑半两、麝香半钱、煤末五两、白蜜半斤。

右为末，炼蜜和匀，入瓷器内封窨，旋丸爇之。

胜兰香

歌曰："甲香一分煮三番，二两乌沉三两檀。水麝一钱龙脑半，异香清婉胜芳兰。"

秀兰香

歌曰："沉藿零陵俱半两，丁香一分麝三钱。细捣蜜和为饼爇，秀兰香似禁中传。"

兰蕊香

栈香、檀香各三钱，乳香一钱，丁香三十粒，麝香半钱。

右细末，以蒸鹅梨汁，和为饼子，窨干如常法。

兰远香

沉香、速香、黄连、甘松各一两，丁香皮、紫藤香各半两。

右为细末，以苏合油作饼，爇之。

吴彦庄木犀香

沉香一两半、檀香二钱半、丁香五十粒、各为末。金颜香三钱、别研，不用亦可。麝香少许、入建茶清，研极细。脑子少许、续入，同研。木犀花五盏。已开未离披者，吹入脑、麝，同研如泥。

右以少许薄面糊入所研三物中，同前四物和剂，范为小饼，窨干，如常法爇之。

智月木犀香

白檀一两，腊茶浸炒。木香、金颜、黑笃耨、苏合油、麝香、白芨末各一钱。

右为细末，用皂儿胶鞕和，入臼杵千下，以花印脱之，依法窨、烧之。

木犀香

降真香一两、剉屑。檀香二钱、别为末作。腊茶半胯。碎。

右以纱囊盛降真，置磁器内，用去核凤栖梨或鹅梨汁浸降真及茶。候软透，去茶不用。拌檀末，窨干。

木犀香

采木犀未开者，以生蜜拌匀，不可蜜多。实捺入瓷器中，地坑埋窨，愈久愈奇。取出，于乳钵内研匀，成饼子，油单裹收，逐旋取烧。采花时不得犯手，剪取为妙。

木犀香

日未出时，乘露采岩桂花含蕊开及三四分者，不拘多少。炼蜜，候冷拌和，以温润为度。紧筑入有油瓷罐中，以蜡纸密封罐口。掘地坑深三尺许，窨一月或二十日。用银叶衬烧之。花大开即无香。

木犀香

五更初，以竹箸取岩桂花未开蕊者，不拘多少。先于瓶底入檀香少许，方以花蕊入瓶，候满，加梅花脑子糁花上，皂纱幕瓶口，置空所，日收夜露四五次。少用生熟蜜相半，浇瓶中，蜡纸封，窨爇如常法。

木犀香

沉香、檀香各半两，茅香一两。

右为末，以半开木犀花十二两，择去蒂，研成膏，搜作剂。入石臼杵千百下，脱花样，当风处阴干，爇之。

桂花香

冬青树子、桂花香。即木犀。

右以冬青树子绞汁，与桂花同蒸，阴干，炉内爇之。

桂枝香

沉香、降真各分。

右劈碎碎，以水浸香上一指，蒸干，为末，蜜剂，焚。

杏花香

附子、沉、紫檀香、栈香、降真香各十两，甲香、制。薰陆香、笃耨香、塌乳香各五两，丁香、木香各二两，麝半两，脑二钱。

右为末，入蔷薇水匀和，作饼子，以琉璃瓶贮之，地窨一月，爇之。有杏花韵度。

杏花香

甘松、芎藭各半两，麝香少许。

右为末，炼蜜和匀，丸如弹子大，置炉中，旖旎可爱，每迎风烧之尤妙。

吴顾道侍郎花

白檀五两、细剉，以蜜二两，热汤化开，浸香三宿，取出。于银盘中紫色入杉木夫炭内炒，同捣为末。麝香一钱、另研。腊茶一钱。汤点澄清，用稠脚。

右同拌令匀，以白蜜八两搜和，入乳钵槌碎数百，贮瓷器，仍镕蜡固缝，地窨月余，可爇矣。久则佳，若合多，可于臼中捣之。

百花香

甘松、去土。栈香、剉碎如米。沉香、腊茶末同煮半日。玄参筋脉少者洗净，槌碎，炒焦。各一两，檀香半两，剉如豆，以鹅梨二个取汁浸，银器内盛，蒸三五次，以汁尽为度。丁香、腊茶半钱，同煮半日。麝香、另研。缩砂仁、肉豈蔻各一钱，龙脑半钱。研。

右为细末，罗匀，以生蜜搜和，捣百卅杵，捻作饼子，入磁盒封窨，如常法爇。

百花香

歌曰："三两甘松别本作一两。一分芎，别本作半两。麝香少许蜜和同。丸如弹子炉中爇，一似百花迎晓风。"

野花香

沉香、檀香、丁香、丁香皮、紫藤香怀干。各半两，麝香二钱，樟脑少许，杉木炭八两。研。

右以蜜一斤，重汤炼过，先研脑、麝，和匀入香，搜蜜作剂，杵数百，磁盒地窨，旋取，捻饼子烧之。

野花香

栈香、檀香、降真香各一钱，舶上丁皮三分，龙脑一钱，麝香半字，炭末半两。

右为细末，入炭末拌匀，以炼蜜和剂，捻作饼子，地窨，烧之。如要烟聚，入制过甲香一字，即不散。

野花香

栈香、檀香、降真香各三两，丁香皮一两，韶脑二钱，麝香一字。

右除脑、麝别研外，余捣罗为末。入脑、麝拌匀，杉木炭三两烧存性为末。炼蜜和剂，入臼杵三五百下，瓷器内收贮，旋取，分爇之。

野花香

大黄一两，丁香、沉香、玄参、白檀、寒水石各五钱。

右为末，以梨汁和，作饼子，烧。

后庭花香

檀香、栈香、枫乳香各一两，龙脑二钱，白芨末。

右为细末，以白芨作糊，和匀，脱花样，窨、烧如常法。

洪驹父荔支香

荔支壳、不拘多少。麝香一个。

右以酒同浸二宿，封盖，饭上蒸之以为度。臼中燥之，捣末。每十两重加入真麝香一字，蜜和作丸，爇如常法。

荔支香

沉香、檀香、白豆蔻仁、西香附子、肉桂、金颜香各一钱，马牙硝、龙脑、麝香各半钱，白芨、新荔支皮各二钱。

右先将金颜香于乳钵内细研，次入牙硝，入脑、麝，别研诸香为末。入金颜研匀，滴水和剂，脱花，爇。

柏子香

柏子实不计多少。带青色，未破未开者。

右以沸汤绰过，细切，以酒浸，密封七日，取出阴干，爇之。

酴醾香

歌曰："三两玄参一两松，一枝楦子蜜和同。少加真麝并龙脑，一架酴醾落晚风。"

黄亚夫野梅香

降真香四两、腊茶一胯。

右以茶为末，入井花水一碗，与香同煮，水干为度。节去腊茶，碾降真为细末，加龙脑半钱，和匀，白蜜炼，令过熟，搜作剂，丸如鸡头大，或散烧。

江梅香

零陵香、藿香、丁香各半两，怀干。茴香半钱，龙脑少许，麝香少许。乳钵内研，以建茶汤和洗之。

右为末，炼蜜和匀，捻饼子，以银叶衬烧之。

江梅香

歌曰："百粒丁香一撒茴，麝香少许可堪裁。更加五味零陵叶，百斛浓薰江上梅。"

蜡梅香

沉香、檀香各三钱，丁香六钱，龙脑半钱，麝香一钱。

右为细末，生蜜和剂，爇之。

雪中春信

沉香一两，白檀、丁香、木香各半两，甘松、藿香、零陵香各七钱半，回鹘香附子、白芷、当归、官桂、麝香各三钱，槟榔、豆蔻各一枚。

右为末，炼蜜和，饼如棋子大，或脱花样，烧如常法。

雪中春信

香附子四两、郁金二两、檀香一两、建茶煮。麝香少许、樟脑一钱、石灰制。羊胫炭四两。

右为末，炼蜜和匀，焚窨如常法。

雪中春信

檀香半两，栈香、丁香皮、樟脑各一两二钱，麝香一钱，杉木炭二两。

右为末，炼蜜和匀，焚窨如常法。

春消息

丁香、零陵香、甘松各半两，茴香、麝香各一分。

右为粗末，蜜和得剂，以磁盒贮之，地坑内窨半月。

春消息

丁香百粒，茴香半合，沉香、檀香、零陵香、藿香各半两。

右为末，入脑、麝少许，和窨同前，兼可佩带。

春消息

甘松一两，零陵香、檀香各半两，丁香百颗，茴香一撮，脑、麝各少许。

和窨并如前法。

洪驹父百步香又名万斛香。

沉香一两半，栈香、檀香、以蜜酒汤，少许别炒，极干。制甲香各半两，别末。零陵叶、同研，筛罗过。龙脑、麝香各三分。

右和匀，熟蜜和剂，窨爇如常法。

百里香

荔支皮千颗，须闽中来，用盐梅者。甘松、栈香各三两，檀香、蜜津，炒黄色。制甲香各半两，麝香一钱。别研。

右细末，炼蜜和，令稀稠得所。盛以不津器，坎埋之半月，取出爇之。再投少许蜜，捻作饼子亦可。此盖“裁损闻思香”也。

黄太史四香

沉、檀为主，每沉二两半，檀一两。斫小博骰，取榠查液渍之，液过指许。三日乃煮，沥其液，温水沐之。紫檀为屑，取小龙茗末一钱，沃汤和之。渍晬时，包以濡竹纸，数薰炰之。螺甲半两弱，磨去龃龉，以胡麻膏熬之，色正黄，则以蜜汤遽洗之，无膏气乃已。青木香末，以意和四物，稍入婆律膏及麝二物，惟少以枣肉合之，作模如龙涎香状，日暵之。

意可

海南沉水香三两，得火不作柴桂烟气者。麝香檀一两，切焙。衡山亦有之，宛不及海南来者。木香四钱，极新者，不焙。玄参半两，剉，炒炙。甘草末二两、焰硝末一钱、甲香一钱，浮油煎，令黄色，以蜜洗去油，复以汤洗去蜜，如前治法而末之。婆律膏及麝各三钱，别研，香成旋入。以上皆末之，用白蜜六两熬去沫，取五两和香末匀，置瓷盒如常法。

山谷道人得之于东溪老，东溪老得自历阳公。（多）［其］

方初不知其所自，始名“宜爱”。或曰：“此江南宫中香，有美人字曰宜，甚爱此香，故名。”宜爱，不知其在中主、后主时耶？香殊不凡，故易名“意可”，使众业力无度量之意。鼻孔绕二十五，有求觅增上，必以此香为可，何沉酒款。玄参茗熬紫檀，鼻端已霈然平直。是得无生意者，观此香，莫处处穿透，亦必为可耳。

深静

海南沉香二两、羊胫炭四两，沉水剉如小博骰，入白蜜五两，水解其胶，重汤慢火煮半日许，浴以温水。同炭杵为末，马尾筛下之，以煮蜜为剂，窨四十九日出之。入婆律膏三钱、麝一钱，以安息香一分和作饼子，亦得以瓷盒贮之。

荆州欧阳元老为余处此香，而以一斤许赠别元老者。其从师也，能受匠石之斤；其为吏也，不剉庖丁之仞。天下可人也。此香恬澹寂寞，非世所尚，时时下帷一炷，如见其人。

小宗

海南沉水香一分，剉。栈香半两，剉。紫檀三分半，生，用银石器妙，令紫色。三物皆令如锯屑。苏合油二钱、制甲香一钱，末之。麝一钱半，研。玄参半钱，末之。鹅梨二枚，取汁。青枣二十枚、水二碗煮，取小半盏，同梨汁浸沉、栈、檀。煮一伏时，缓火，取令干。和入四物，炼蜜，令小冷，搜和得所，入瓷盒窨一日。

南阳宗少文嘉遁江湖之间，援琴作金石弄，远山皆与之应声，其文献足以配古人。孙茂深亦有祖风，当时贵人欲与之游，不可得，乃使陆探微画其像，挂壁间观之。茂深惟喜闭阁焚香，遂作此馈之。时谓少文大宗，茂深小宗，故名小宗香。大宗、小宗，《南史》有传。

蓝成叔知府韵胜香

沉香、檀香、麝香各一钱，白梅肉、焙干，秤。丁香皮各半钱，拣丁香五粒，木香一字，朴硝半两。别研。

右为细末，与别研二味入乳钵拌匀，密器收。每用薄银叶，如龙涎法烧之。少歇，即是硝融，隔火气以水匀浇之，即复气通氤氲矣。乃郑康道御带传于蓝，蓝尝括于歌曰："沉檀为末各一钱，丁皮梅肉减其半。拣丁五粒木一字，半两朴硝柏麝拌。"此香韵胜，以为名。银叶烧之，火宜缓。苏韬光云："每五科用丁皮、梅肉各三钱，麝香半钱重，余皆同。"且云："以水滴之，一炷可留三日。"

元御带清观香

沉香四两，金颜香、别研。石芝、檀香各二钱半，末。龙涎二钱，麝香一钱半。

右用井花水和匀，础石础细脱花，爇之。

脱浴香

香附子、蜜浸三日，慢火焙干。零陵香酒浸一宿，慢火焙干。各半两，橙皮、焙干。楝花、晒干。榠查核、荔支壳各一两。

右并精细，拣择为末，加龙脑少许，炼蜜拌匀，入瓷盒封窨十余日，取烧。

文英香

甘松、藿香、茅香、白芷、麝檀香、零陵香、丁香皮、玄参、降真香各二两，白檀香半两。

右为末，炼蜜半斤，少入朴硝，和香爇之。

心清香

沉、檀各一指大，母丁香一分，丁香皮三钱，樟脑一两，麝香少许，无缝炭四两。

右同为末，拌匀，重汤煮蜜，去浮泡，和剂，瓷器守窨。

琼心香

栈香半两、檀香一分、腊茶清煮。丁香三十粒、麝香半钱、黄丹一分。

右为末，炼蜜和膏，爇之。又一方用龙脑少许。

大真香

沉香一两半，白檀一两，细剉，白蜜半盏相和，蒸干。栈香二两，甲香一两，制。脑、麝各一钱。研入。

右为细末，和匀，重汤煮蜜为膏，作饼子，窨一月烧。

大洞真香

乳香、白檀、栈香、丁皮、沉香各一两，甘松半两，零陵香。

右细末，炼蜜和膏，爇之。

天真香

沉香三两，剉。丁香、新好。麝香木剉，炒。各一两，玄参、洗切，微炒香。生龙脑各半两，别研。麝香三钱，另研。甘草末二钱，焰硝少许，甲香一分。制过。

右为末，与脑、麝和匀，用白蜜六两炼，去泡沫。入焰硝及香末，丸如鸡头大，爇之，熏衣最妙。

玉蕊香一名百花香。

白檀、丁香、栈香、玄参各一两，甘松半两，净。黄熟香二两，麝一分。

炼蜜为膏，和窨如常法。

玉蕊香

玄参半斤、银器内煮，干。再炒，令微烟出。甘松四两、白檀二两。剉。

右为末，真麝香、乳香各二钱，研入炼蜜，丸芡子大。

玉蕊香

白檀四两、丁香皮八钱、韶脑四钱、安息香一钱、桐木夫炭四钱、脑麝少许。

右为末，炼蜜剂，油纸裹，瓷器贮之，入窨半月。

庐陵香

紫檀七十二铢、即三两屑之，蒸一两半。栈香十二铢、半两。沉香六铢、一分。麝香三铢、一钱字。苏合香五铢、二钱二分，不用亦可。甲香二铢半、一钱，制。玄参末一铢半。半钱。

右用沙梨十枚，切片，研绞取汁。青州枣二十枚、水二碗浓煎汁，浸紫檀一夕。微火煮，滴入炼蜜及焰硝各半两，与诸香研和，窨一月，爇之。

康漕紫瑞香

白檀一两、错末。羊胫骨炭半秤。捣罗。

右用蜜九两，瓷器重汤煮熟。先将炭煤与蜜搜匀，次入檀末，更用麝香半钱或一钱，别器研细，以好酒化开。洒入前件药剂，入瓷罐封，窨一月，旋取爇之。久窨尤佳。

灵犀香

鸡舌香八钱、甘松三钱、灵灵香各一两半。

右为末，蜜炼和剂，窨烧如常法。

仙萸香

甘菊蕊，干。檀香、灵灵香、白芷各一两，脑、麝各少许。乳钵研。

右为末，以梨汁和剂，作饼子，晒干。

降仙香

檀香末四两，蜜少许，和为膏。玄参、甘松各二两，川灵灵一两，麝少许。

右为末，以檀香膏子和之，如常法窨爇。

可人香

歌曰："丁香一分沉檀半，脑麝二钱中半良。二两乌香杉炭是，蜜丸爇处可人香。"

禁中非烟

歌曰："脑麝沉檀俱半两，丁香一分桂三钱。蜜丸和细为团饼，得自宣和禁闼传。"

禁中非烟

沉香半两，白檀四两，劈作十块，胯茶浸少时。丁香、降真、郁金、甲香各二两。制。

右为细末，入麝少许，以白芨末滴水和，捻饼，窨爇。

复古东云头香

占腊沉香十两，金颜香、拂手香各二两，蕃栀子、别研。石芝各一两，梅花脑一两半，龙涎、麝香各一两，制甲香半两。

右为末，蔷薇水和匀，如无，以淡水和之，亦可用砑石砑之。脱花，如常法爇。

崔贤妃瑶英香

沉香四两，金颜香二两半，拂手香、麝香、石芝各半两。

右为细末，上石和砑，捻饼子，排银盏或盘内，盛夏烈日晒干。以新软刷子出其光，贮于锡盒内，如常法爇之。

元若虚揔管瑶英胜

龙涎一两、大食栀子二两、沉香十两、上等。梅花脑七钱、麝香当门子半两。

右先将沉香细剉，砑令极细。方用蔷薇水浸一宿，次日再上砑三五次。别用石砑龙脑等四味极细，方与沉香相合，和匀，再上石砑一次。如水多，用纸渗，令干湿得所。

韩铃辖正德香

上等沉香十两，梅花片脑、蕃栀子各一两，龙涎、石芝、金颜香、麝香肉各半两。

右用蔷薇水和，令干湿得所。上砑石细砑，脱花，爇之。或作数珠佩带。

滁州公库天花香

玄参四两、甘松二两、檀香一两、麝香半钱。

右除麝香别研外，余三味细剉如米粒许，白蜜六两拌匀，贮瓷罐内，久窨乃佳。

玉春新料香

沉香五两，栈香、紫檀各二两半，米脑一两，梅花脑二钱半，麝香七钱半，木香、丁香各一钱半，金颜香一两半，石脂半两，好。白芨二两半，胯茶一胯半。

右为细末，次入脑、麝，研匀，皂儿仁半斤浓煎膏硬和。杵千下，脱花，阴干，刷光，瓷器收贮，如常法爇之。

辛押陁罗亚悉香

沉香、兜娄香各五两，檀香、甲香各二两，制。丁香、大石芎、降真各半两，鉴临、别研。未详，或异名。米脑、白麝香各二钱，安息香三钱。

右为细末，以蔷薇水、苏合油和剂，作丸或饼，爇之。

金龟香灯

香皮，每以烰炭研为细末，筛过。用黄丹少许和，使白芨研细，米汤调胶烰炭末，勿令太湿。香心，茅香、藿香、零陵香、三赖子柏香、印香、白胶香，用水如法煮，去松烟性，漉上待干成，惟碾不成饼。已上香等分，挫为末，和令停。独白胶香中半，亦研为末，以白芨为末，水调和，捻作一指大，如橄榄形。以烰炭为皮，如裹馒头。入龟印，却用针穿，自龟口插，从龟尾出，脱去龟印，将香龟尾捻合，焙干。烧时从尾起，自然吐烟于头。灯明而且香，每以油灯心或油纸捻火点之。

金龟延寿香

定粉半钱、黄丹一钱、烰炭一两，并为末。

右研和，薄糊调成剂，雕两片龟儿，印脱。裹别香在龟腹内，以布针从口穿到腹，香烟出从龟口内。烧灰冷，龟色如金。

瑞龙香

沉香一两，占城麝檀、占城沉香各三钱，迦兰木、龙脑各二钱，大食栀子花、龙涎各一钱，檀香、笃耨各半钱，大食水五滴，蔷薇水不拘多少。

右为极细末，拌和令匀，于净石上趓如泥，入模脱。

华盖香

脑、麝各一钱，香附子、去毛。白芷、甘松、零陵香叶、茅香、檀香、沉香各半两，松蒳、草豆蔻各一两，去壳。酸枣肉。以肥红小者湿，生者尤妙。

右为细末，炼蜜。用枣水煮成膏汁，搜和令匀，水臼捣之，以不粘为度。丸如鸡头实，烧之。

宝林香

黄熟香、白檀香、栈香、甘松、去毛。藿香叶、荷叶、紫背浮萍各一两，茅香半斤。去毛，酒浸，以蜜拌。炒，令黄色。

右为末，炼蜜和匀，丸如皂子大，无风处烧之。

述筵香

龙脑一分，乳香半钱，荷叶、浮萍、旱蓬、风松、水衣、松蒳各半两。

右为细末，炼蜜和匀，丸如弹子大，慢火烧之。从主人位，以净水一盏，引烟入水盏内，巡筵旋转，香烟接了水盏，其香终而方断。以上三方，亦名三宝殊薰。

宝金香

沉、檀各一两，乳香、别研。紫矿、金颜、别研。安息香、别研。甲香各一钱，麝香半两，别研。石芝、净。白荳蔻各二钱，川芎、木香各半钱，龙脑、别研，三钱。排香四钱。

右为粗末，拌匀，炼蜜和剂，捻作饼，金箔为衣，用如常法。

云盖香

艾叶、艾蒳、荷叶、扁柏叶各等分。

右烧存性为末，炼蜜和别香作剂，用如常法，芬芳袭人。

佩熏诸香

笃耨佩香

沉香末一斤，金颜末十两，大食栀子花、龙涎各一两，龙脑五钱。

右为细末，蔷薇水徐徐和之得所，臼杵极细，脱范子，用如常法。

梅蕊香

丁香、甘松、藿香叶、白芷各半两，牡丹皮一钱，零陵香一两半，舶上茴香一钱。

同㕮咀贮绢袋，佩之。

荀令十里香

丁香半两强，檀香、甘松、零陵香各一两，生脑少许，茴香半钱弱。略炒。

右为末，薄纸贴，纱囊盛，佩之。其茴香生则不香，过炒则焦气；多则药气，少则不类花香。须逐旋，斟酌添，使旖旎。

洗衣香

牡丹一两、甘松一钱。

右为末，每洗衣，最后泽水，入一钱香，著衣上，经月不歇。

假蔷薇面花

甘松、檀香、零陵香、丁香各一两，藿香叶、黄丹、白芷、香墨、茴香各一钱，脑麝为衣。

右为细末，以熟蜜和拌，稀稠得所，随意脱花，用如常法。

玉华醒醉香

采牡丹蕊与荼蘼花，清酒拌挹润得所。当风阴一宿，杵细，捻作饼子，窨干。以龙脑为衣，置枕间，芬芳袭人，可以醒醉。

衣香

零陵香一斤，甘松、檀香各十两，丁香皮、辛夷各半，茴香六分。

右捣粗末，入龙脑少许，贮囊佩之，香气著衣，汗浥愈馥。

蔷薇衣香

茅香、零陵香、丁香皮各一两，剉碎，微炒。白芷、细辛、白檀各半两，茴香一分。

右同为粗末，可爇可佩。

牡丹衣香

丁香、牡丹皮、甘松各一两，同为末。龙脑、别研。麝香各一钱。别研。

右同和，以花叶纸贴佩之。或用新绢袋贴著肉，香如牡丹。

芙蕖香

丁香、檀香、甘松各一两，零陵香、牡丹皮各半两，茴香一分。

右为末，入麝香少许，研匀，薄纸贴之，用新帕子裹。出入著肉，其香如新开莲花。临时更入茶末、龙脑各少许，不可火焙，汗浥愈香。

御爱梅花衣香

零陵叶四两，藿香叶、檀香各二两，甘松三两，洗净，去土，干，秤。白梅霜、捣碎，罗净，秤。沉香各一两，丁香、捣。米脑各半两，麝一钱半。别研。

以上诸香，并须日干，不可见火。除脑、麝、梅霜外，一处同为粗末，次入脑、麝、梅霜拌匀，入绢袋佩之。此乃内侍韩宪所传。

梅花衣香

零陵香、甘松、白檀、茴香各半两，微炒。丁香一分，木香一钱。

右同为粗末，入脑、麝少许，贮囊中。

梅萼衣香

丁香二钱，零陵香、檀香各一钱，舶上茴香、木香各半钱，甘松、白芷各一钱半，脑、麝各少许。

右同剉，候梅花盛开，晴明无风雨，于黄昏前择未开含蕊者，以红线系定，至清晨日未出时，连梅蒂摘下。将前药同拌，阴干，以纸衣贮纱囊佩之，旖旎可爱。

莲蕊衣香

莲花蕊一钱，干研。零陵香半两，甘松四钱，藿香、檀香、丁香各三钱，茴香、白梅肉各一分，龙脑少许。

右为末，入龙脑研匀，薄纸贴，纱囊贮之。

浓梅衣香

藿香叶、早春茶芽各二钱，丁香十枚，茴香半字，甘松、白芷、零陵香各三钱。

右同剉，贮绢袋佩之。

裛衣香

丁香、别研。郁金各十两，零陵香六两，藿香、白芷各四两，苏合香、甘松、杜蘅各三两，麝香少许。

右为末，盛袋佩之。

裛衣香

零陵香一斤，丁香、苏合香各半斤，甘松三两，郁金、龙脑各二两，麝香半两。

右并须精好者，若一味恶，即损许香，同捣如麻豆，以夹绢袋贮之。

贵人绝汗香

丁香一两、为粗末。川椒六十粒。

右以二味相和，绢袋盛而佩之，辟绝汗气。

内苑蕊心衣香

藿香、益智仁、白芷、蜘蛛香各半两，檀香、丁香、木香各一钱。

右同捣粗末，裹置衣笥中。

胜兰衣香

零陵香、茅香、藿香各二钱，独活、大黄各一钱，甘松钱半，牡丹皮、白芷、丁皮、桂皮各半钱。

以上用水净洗，干。再用酒略喷，碗盛蒸少时。用三赖子二钱、豆腐浆蒸，以盏盖定。檀一钱，细剉，合和令匀，入麝香少许。

香爨

零陵香、茅香、藿香、甘松、松子、搥碎。茴香、三赖子、豆腐同蒸过。檀香、木香、白芷、土白芷、肉桂、丁香、丁皮、牡丹皮、沉香各等分，麝香少许。

右用好酒喷过，日晒干。以剪刀切碎，碾为生料，筛罗粗末，瓦坛收顿。

软香

丁香、加木香少许，同炒。心子红、若作黑色，不用。沉香各一两，白檀、金颜、黄蜡、三赖子各二两，龙脑半两，三钱亦可。苏合油不拘多少，生油少许，白胶香半斤。灰水于砂锅内煮，候浮上略，掠入凉水搦块，再用皂角水三四盏，以香白色为度，秤二两，入香用。

右先将蜡于定磁器内溶开，次下白胶香，次生油，次苏合油，搅匀，取碗置地。候大温，入众香，每一两作一丸，更加乌笃耨一两，尤妙。如造黑色者，不用心子红，入香墨二两，烧红为末，和剂如前法。可怀可佩，可置扇柄把握。

软香

笃耨香、檀香末、麝香各半两，金颜香五两，牙子香为末。苏合油三两，银朱一两，龙脑三钱。

右为细末，用瓷器或银器于沸汤锅内顿放，逐旋倾入苏合油搅和，停匀为度。取出泻入水中，随意作剂。

软香

沉香十两，金颜香、栈香各二两，丁香一两，乳香半两，龙脑一两半，麝香三两。

右为细末，以苏合油和，纳磁器内，重汤煮半日，以稀稠得中为度，以臼杵成剂。

软香

沉香、为细末。金颜香各半斤，细末。苏合油四两，龙脑一钱。细研。

右先以沉香末和苏合油，仍以冷水和成团，却搦去水。入金颜香、龙脑，又以水和成团，再搦去水。入臼，用杵三五千下，时时搦去水，以水尽、杵成团有光色为度。如欲鞕，更加金颜香；如欲软，加苏合油。

软香

上等沉香末五两、金颜香二两半、龙脑一两。

右为末，入苏合油六两半，用绵滤过，取净油和香。旋旋看稀稠得所，入油。如欲黑色，加百草霜少许。

软香

沉香、檀香、栈香各三两，亚息香、梅花龙脑、甲香、制。松子仁各半两，金颜香、龙涎、麝各一钱，笃耨油、随分。杉木炭。以黑为度。

右除脑、麝、松仁、笃耨外，余皆取极细末，以笃耨油与诸香和匀为剂。

广州吴家软香

金颜香半斤，研细。苏合油二两，沉香一两，末。脑、麝各一钱，别研。黄蜡二钱，芝麻油一钱。腊月者，经年尤佳。

右将油蜡同销镕，放令微温。和金颜、沉末令匀，次入脑、麝，与苏合油同搜。仍于净石版上以木槌击数百下，如常法用之。

翟仲仁运使软香

金颜香半两，苏合油三钱，脑、麝各一匙，乌梅肉二钱半。焙干。

右先以金颜、脑、麝、乌梅肉为细末，后以苏合油相合和，临时相度，鞭软得所。欲色红，加银朱二钱半；欲色黑，加皂儿灰三钱存性。

宝梵院主软香

沉香二两、金颜香半斤、细末。龙脑四钱、麝香二钱、苏合油二两半、黄蜡一两半。

右细末，苏合与蜡重汤镕和，捣诸香，入脑子，更杵千余下。

软香

金颜香半斤、极好者，贮银器，用汤煮，花细布纽净，研。苏合油四两、龙脑一钱、研细。麝香半钱、研细。心红不计多少。色红为度。

右先将金颜香搦去水，银石铫内化开。次入苏合油、麝香拌匀，续入龙脑、心红，移铫去火，搅匀取出，作团如常法。

软香

黄蜡半斤、溶成汁，滤净，却以净铜铫内下紫草煎，令红，滤去草滓。檀香、就铺买细屑，碾令细，筛过二两。金颜三两、拣去杂物，取净，秤。别研细，作一处。滴乳香三两、拣明块者，用茅香煎水煮过，令浮成片如膏，须冷水中取出。待水干，入乳钵内细研，如粘钵，则入煅过醋焠来底，赭石二钱同研，则不粘矣。沉香半两、要极细末。苏合油二两、如结合时，先以生萝卜擦了乳钵，则不粘，无则□□代之。生麝香三钱、净钵内以茶清滴，研细，却以其余香拌起一处。银朱随意加入。以红为度。

右以蜡入器□大碗内，坐重汤中溶成汁。入苏合油和成了，停匀，却入众香，以柳棒极匀，即香成矣。欲软，用松子仁三两揉汁于内，虽大雪亦软。

软香

檀香一两、白梅煮，剉碎为末。沉香半两、丁香三钱、苏合油半两、金颜香二两、蒸，如无，拣好枫滴乳香一两，酒煮过代之。银朱随意。

右诸香皆不见火，为细末，打和，于甑上蒸，碾成为香。加脑、麝亦可。先将金颜碾为细末，去滓。

软香

金颜香、苏合油各三两，笃耨油一两二钱，龙脑四钱，麝香一钱，银朱四两。

右先将金颜碾为细末，去滓，用苏合油坐热，入黄蜡一两坐化。逐旋入金颜香，坐过了脑、麝、笃耨油、银朱打和，以软笋箨包收。黄则加蒲黄二两，绿则入绿二两，黑则入墨一二两，紫则入紫草。各量多少加入，以匀为度。

薰衣香

茅香四两，细剉，酒洗，微蒸。零陵香、甘松各半两，白檀二钱，错末。丁香二钱，白干三个。焙干，取末。

右同为粗末，入米脑少许，薄纸贴佩之。

蜀主熏御衣香

丁香、栈香、沉香、檀香、麝香各一两，甲香三两。制。

右为末，炼蜜，放冷令匀。入窨月余，用如前，见第一卷。

南阳宫主熏衣香

蜘蛛香一两，香白芷、零陵香、缩砂仁各半两，丁香、麝香、当归、荳蔻各一分。

熏衣香

沉香四两，栈香三两，檀香一两半，龙脑、牙硝、甲香各半两，灰水洗过，浸一宿。次用新水洗过，复以蜜水去黄，制用。麝香一钱。

右除麝、脑别研外，同粗末，炼蜜半斤和匀，候冷入龙、麝。

新料薰衣香

沉香一两、栈香七钱、檀香半钱、牙硝一钱、甲香一钱、制如前。荳蔻一钱、米脑一钱、麝香半钱。

右先将沉、檀、栈为粗末，次入麝拌匀，次入甲香并牙硝、银朱一字，再拌炼蜜和匀，上糁脑子，用如常法。

千金月令熏衣香

沉香、丁香皮各二两，郁金二两，细切。苏合香、詹糖香各一两，同苏合和作饼。小甲香四两半。以新牛粪汁二升、水三升和煮，三分去二，取出。以净水淘，刮去上肉，焙干。又以清酒二升、蜜半合和煮，令酒尽。以物搅候干，以水洗去蜜，暴干，另为末。

右将诸香末和匀，烧熏如常法。

熏衣梅花香

甘松、舶上茴香、木香、龙脑各一两，丁香半两，麝香一钱。

右件捣合粗末，如常法烧熏。

熏衣芬积香

沉香二十五两，剉。栈香、剉。檀香、剉，腊茶清炒黄。甲香、制法如前。杉木烰炭各二十两，零陵叶、藿香叶、丁香、牙硝各十两，米脑三两，研。梅花龙脑二两，研。麝香五两，研。蜜十斤炼和香。

熏衣衙香

生沉香、剉。栈香各六两，剉。檀香、剉，腊茶清炒。生牙硝各十二两，生龙脑、研。麝香各九两，研。甲香六两，炭灰煮二日，洗净，再加酒蜜同煮，干。白蜜。比香斤加倍用，炼熟。

右为末，研入脑、麝，以蜜搜和令匀，烧熏如常法。

熏衣笑兰香

藿苓甘芷木茴丁，茅赖芎黄和桂心。檀麝牡皮加减用，酒喷日晒绛囊盛。零以苏合油揉匀，松茅酒洗，三赖米泔浸，大黄蜜蒸，麝香逐裹脿入。熏衣，加礓蚕；常带，加白梅肉。

涂傅诸香

傅身香粉

英粉、别研。青木香、麻黄根、附子、炮。甘松、藿香、零陵香各等分。

右除英粉外，同捣罗为细末，以生绢夹带盛之，浴罢傅身上。

拂手香

白檀香三两、滋润者，剉末。用蜜三钱，化汤一盏许，炒令水尽。稍觉浥湿，焙干，杵罗细末。米脑一两、研。阿胶一片。

右将阿胶化汤打糊，入香末，搜拌匀。于木臼中捣三五日，捻作饼子，或脱花，窨干。穿穴线，悬于胸间。

梅真香

零陵叶、甘松、白檀、丁香、白梅末各半两，脑、麝少许。

右为细末，糁衣傅身，皆可用之。

香发木犀油

凌晨摘木犀花半开者，拣去茎蒂，令净。高量一斗，取清麻油一斤，轻手拌匀，捺瓷器中，厚以油纸密封罐口。坐于釜内，以重汤煮一饷久，取出，安顿稳燥处。十日后倾出，以手泚其清液，收之。最要封闭最密，久而愈香。如此油匀入黄蜡，为面脂，馨香也。

香饼

凡烧香用饼子，须先烧令通赤，置香炉内，俟有黄衣生，方徐徐以灰覆之，仍手试火气紧慢。

香饼

软炭三斤、末。蜀葵花或叶一斤半。

右同捣，令粘匀作剂。如干，更入薄面糊少许。弹子大，捻作饼，晒干，贮磁器内，烧旋取用。如无葵，则炭末中拌入红花滓同捣，以薄糊和之亦可。

香饼

坚硬羊胫炭三斤，末。黄丹、定粉、针沙、牙硝各五两，枣一升。煮烂，去皮、核。

右同捣，拌匀，以枣膏和剂，随意捻作饼子。

香饼

木炭三斤，末。定粉、黄丹各二钱。

右拌匀，糯米为糊和成，入铁臼内细杵，以圈子脱作饼，晒干用之。

香饼

用栎炭和柏叶、葵菜、橡实为之，纯用栎炭则焦，熟而易碎。石饼太酷，不用。

耐久香饼

鞕炭末五两，胡粉、黄丹各一两。

右同捣细末，煮糯米胶和匀，捻饼子，晒干。每用，烧令赤，炷香经久。或以针沙代胡粉煮，代粳米胶。

长生香饼

黄丹四两，干蜀葵花、烧灰。干茄根各二两，烧灰。枣半斤。去核。

右为细末，以枣肉研作膏，同和匀，捻作饼子，窨晒干。置炉，而火耐久不熄。

终日香饼

羊胫炭一斤，末。黄丹、定粉各一分，针沙少许。研匀。

右煮枣肉杵膏，拌匀，捻作饼子，窨二日，便于日中晒干。如烧香毕，水中蘸灭，可再用。

丁晋公文房七宝香饼

青州枣一斤，和核用。木炭二升，末。黄丹半两，铁屑二两，造针处有。定粉、细墨各一两，丁香二十粒。

右同捣为膏，如干时，再加枣，以模子脱作饼，如钱许。每一饼可经昼夜。

内府香饼

木炭末一斤，黄丹、定粉各三两，针砂三两，枣半升。

右同末，蒸枣肉，杵作饼，晒干。每一板可度终日。

贾清泉香饼

羊胫炭一斤，末。定粉、黄丹各四两。

右用糯米粥或枣肉和作饼，晒干用。常法，茄藕烧夹存性，枣肉同杵，捻饼，晒干用之。

香煤

近来焚香取火，非灶下即蹈炉中者，以之供神佛、格祖先，其不洁多矣。故用煤以扶接火饼。

香煤

干竹筒、干柳枝、烧黑灰，各二两。铅粉三钱、黄丹三两、焰硝二钱。

右同为末，每用匕许，以灯爇□于上焚香。

香煤

茄叶不计多少、烧灰存性，取面四两。定粉三十、黄丹二十、海金沙二十。

右同末，拌匀，置炉灰上。纸点，可终日。

香煤

竹夫炭、柳木炭各四两，黄丹、粉各二钱，海金沙一钱。研。

右同为末，拌匀，捻作饼。入炉，以灯点着烧香。

香煤

枯茄树烧成炭，于瓶内候冷为末。每一两入铅粉二钱、黄丹二钱半，拌和，装灰中。

香煤

焰硝、黄丹、杉木炭各等分，为末。糁炉中，以纸捻点。

日禅师香煤

杉木夫炭四两，竹夫炭、鞕羊胫炭各二两，黄丹、海金沙各半两。

右同为末，拌匀。每用二钱，置炉中，纸灯点烧。候透红，以冷灰薄覆。

阎资钦香煤

柏叶多采之，摘去枝梗，净洗，日中曝干，剉碎，不用坟墓间者。入净罐内，以盐泥固济，炭火煅之，存性，细研。每用一二钱，置香炉灰上，以纸灯点，候匀编焚香。时时添之，可以终日。或烧柏于存性，作火尤妙。

香灰

细叶杉木枝，烧灰，用火一二块养之。经宿，罗过装炉。

每秋间采松须，曝干烧灰，用养香饼。

未化石灰，槌碎罗过，锅内炒令□。候冷，又研又罗，为之作香炉灰，洁白可爱。日夜常以火一块养之，仍须用盖。若尘埃，则黑矣。

矿灰六分、炉灰四钱，和匀，大火养灰爇性。香蒲烧灰，炉装如雪。

纸灰、石灰、木灰各等分，以米汤和，同煅过，勿令偏头。

青朱红、黑煤、土黄各等分，杂于纸中，装炉，名锦灰。

纸灰炒通红，罗过，或稻穅烧灰，皆可用。

干松花烧灰，装香炉，最洁。

茄灰，亦可藏火，火久不熄。

蜀葵，枯时烧灰，装炉，大能养火。

香品器

香炉

香炉，不拘银、铜、铁、锡、石，各取其便用。其形或作狻猊、獬豸、凫鸭之类，计其人之当作头贵。穿窿，可泄火气，置窍不用，大都使香气回薄，则能耐久。

香盛

盛，即盒也。其所用之物与炉等，以不生涩枯燥者皆可。仍不用生铜，铜易腥渍。

香盘

用深中者，以沸汤泻中，令其气蓊郁。然后置炉其上，使香易著物。

香匙

平灰置火，则必用圆者。分香抄末，则必用锐者。

香筋

和香、取香，总宜用筋。

香壶

或范金，或埏为之，用盛匕筋。

香罂

窨香用之，深中而掩上。

陈氏香谱卷四

香珠

香珠之法，见诸道家者流，其来尚矣。若夫茶药之属，岂亦汉人含鸡舌之遗制乎？兹故录之，以备闻见，庶免一物不知之议云。

孙廉访木犀香珠

木犀花蓓蕾未开全者，开则无香矣。露未晞时，先用布幔铺地，如无幔，净扫树下地面。令人登梯上树，打下花蕊，收拾归家，择去梗叶。须精拣花蕊，用中样石磨磨成浆，次以布复包裹，榨压去水。将已干花料盛贮新磁罐内，逐旋取出，于乳钵内研，令细软。用小竹筒为则度筑剂，或以滑石平片刻窍，取则手握圆如小钱大，竹签穿孔置盘中，以纸四五重衬，藉日傍阴干。稍健，百颗作一串，小竹弓絣挂当风处。次至八九分干，取下，每十五颗以净洁水略略揉洗，去皮，透青黑色。又用盘盛，于日影中暵干，如天气阴晦，纸隔之，于幔火上焙干。新绵裹，以时时取观，则香味可数年不失。其磨乳员洗之际，忌秽污、妇女、银器、油盐等触犯。《琐碎录》云：“木犀香念珠，须入少西木香。”

龙涎香珠

大黄一两半、甘松一两三钱、川芎一两半、牡丹皮一两三钱、藿香一两三钱、三柰子一两三钱、以上六味，并用酒发，留一宿。次五更以后，药一处拌匀，于露天安，待日出，晒干用。白芷二两、零陵香一两半、丁香皮一两三钱、檀香三两、滑石一两三钱、别研。白芨六两、煮糊。均香二两、炒干。白矾一两三钱、二味另研。好栈香二两、秦皮一两三钱、樟脑一两、麝香半字。

右圆晒如前法，旋入龙涎、脑、麝。

香珠

天宝香一两、土光香半两、速香一两、苏合香半两、牡丹皮一两、降真香半两、茅香一钱半、草香一钱、白芷二钱、豆腐蒸过。三柰子二分、同上。丁香半钱、藿香五钱、丁皮一两、藁本半两、细辛二分、白檀一两、麝香檀一两、零陵香二两、甘松半两、大黄二两、荔枝壳二钱、麝香、不拘多少。黄蜡一两、滑石、量用。石膏五钱、白芨一两。

右料蜜梅酒、松子、三柰、白芷糊、夏白芨、春秋琼枝、冬阿胶、黑色竹叶灰、石膏、黄色檀香、蒲黄、白色滑石、麝、菩提色细辛、牡丹皮、檀香、麝檀、檀、大黄、石膏、沉香，噀湿，用蜡丸打，轻者用水噀打。

香珠

零陵香、酒洗。甘松、酒洗。茴香各等分，丁香等分，茅香、酒洗。木香、少许。藿香、酒洗，此项夺香味少。川芎、少许。桂心、少许。檀香等分，白芷、面裹，烧熟，去面不用。牡丹皮、酒浸一日，晒干。三柰子、加白芷治，少用。大黄。蒸过，此项收香珠，又且染色。

右件如前治度，晒干，合和为细末。用白芨末和面，打糊为剂，随大小圆，趁湿穿孔，半干，用麝香稠调水为衣。

收香珠法

凡香环、佩带、念珠之属，过夏后，须用木贼草擦去汗垢，庶不蒸坏。若蒸损者，以温汤洗过，晒干，其香如初。

香药

丁沉煎圆

丁香二两半、沉香四钱、木香一钱、白豈蔻二两、檀香二两、甘草四两。

右为细末，以甘草熬膏，和匀为圆，如鸡头大。每用一丸，噙化常服，调顺三焦，和养营卫，治心胸痞满。

木香饼子

木香、檀香、丁香、甘草、肉桂、甘松、缩砂、丁皮、莪术各等分。

莪术，醋煮过，用盐水浸出醋。浆米浸三日，为末，蜜和，同甘草膏为饼，每服三五枚。

香茶

经进龙麝香茶

白荳蔻一两、去皮。白檀末七钱、百药煎五钱、寒水石五分、薄荷汁制。麝香四钱、沉香三钱、梨汁制。片脑二钱半、甘草末三钱、上等高茶一斤。

右为极细末，用净糯米半升煮粥，以密布绞取汁，置净碗内放冷。和剂，不可稀软，以鞕为度。于石版上杵一二时辰，如粘黏，用小油两煎沸。入白檀香三五片，脱印时，以小竹刀刮背上令平。

孩儿香茶

孩儿香一斤、高末茶三两、片脑二钱半、或糖米者，韶脑不用。麝香四钱、薄荷霜五钱、川百药煎一两。研细。

右五件一处和匀，用熟白糯米一升半，淘洗令净，入锅内，放水高四指煮，作糕麝。取出，十分冷定，于磁盆内揉和成剂，却于平石砧上杵千余转，以多为妙。然后将花脱子洒油少许，入剂作饼，于洁净透风筛子顿放，阴干。贮磁器内，青纸衬里，密封。

附：造薄荷霜法。寒水石研极细末，筛罗过，以薄荷二斤加于锅内，倾水一碗，于下以瓦盆盖定，用纸湿封四围，文武火蒸熏两顿饭久。气定方开，微有黄色，尝之凉者是。

香茶

上等细茶一斤、片脑半两、檀香三两、沉香一两、旧龙涎饼一两、缩砂三两。

右为细末，以甘草半斤剉、水一碗半煎取净汁一碗，入麝香末三钱，和匀，随意作饼。

香茶

龙脑、麝香、雪梨汁制。百药煎、楝草、寒水石、飞过末。白荳蔻各三钱，高茶一斤，硼砂一钱。

右同碾细末，以熬过熟糯米粥净布中绞取浓汁，和匀，石上杵千余，方脱花样。

事类

香尉

汉仲雍子进南海香，拜洛阳尉人，谓之香尉。《述异记》。

香户

南海郡有采香户。《述异记》："海南俗以贸香为业。"《东坡文集》。

香市

南方有香市，乃商人交易香处。《述异记》。

香洲

朱崖郡洲中出诸异香，往往有不知名者。《述异记》。

香溪

吴宫有香水溪，俗云西施浴处，又呼为脂粉塘。吴王宫人濯衱于此溪上源，至今犹香。

香界

回香所生，以香为界。《楞严经》。

香篆

镂木为篆纹，以之范香尘。然于饮食或佛象前，有至二三尺径者洪《谱》。香蔼雕盘。坡《词》。

香珠

以杂香捣之，丸如梧桐子，青绳穿之。此三皇真元之香珠也。烧之，香彻天。《三洞珠囊》。

香缨

《诗》“亲结其褵”注云：“褵，香缨也。女将嫁，母结缨而戒之。”

香囊

晋谢玄常佩紫罗香囊，谢安患之，而不欲伤其意，自戏赌取香囊焚之，遂止。

又古诗云：“香囊悬肘后。”

后蜀文澹生五岁，谓母曰：“有五色香囊在否林下。”往取得之，乃澹前生五岁失足落井，今再生也。并本传。

香兽

以涂金为狻猊、麒麟、凫鸭之状。空中以焚香，使烟以口出，以为玩好。复有雕木块土为之者。洪《谱》。

《北里志》书曰：“新团香兽，不焚烧。”

香童

唐元宝好宾客，务于华侈，器玩服用僭于王公，而四方之士尽仰归焉。常于寝帐床前刻镂童子，人捧七宝博山香炉，日暝焚香彻曙。其骄贵如此。《天宝遗事》。

香严童子

香严童白佛言："我诸比丘烧水沉香，香气寂然，来入鼻中，非木非空，非烟非火，去无所著，来无所从。由是意销，发明无漏，得阿罗汉。"《楞严经》。

宗超香

宗超尝露坛行道，奁中香尽，自然满溢，炉中无火，烟自出。洪《谱》。

南蛮香

诃陵国，亦曰阇婆，在南海中。贞观时，遣使献婆律膏，又骠古朱波也。有以名思利毗离芮土，多异香。王宫设金、银二炉，寇至，焚香击之，以占吉凶。有巨白象高数尺，讼者焚香，自跽象前，自思是非而退。有灾疫至，亦焚香，对象跽自咎。无膏油，以蜡杂香代炷。又真腊国客至，屑槟榔、龙脑以进，不饮酒。《唐书·南蛮传》。

栈槎

番禺民忽于海旁得古槎，长丈余，阔六七尺，木理甚坚，取为溪桥。数年后，有僧过而识之，谓众曰："此非久计，愿舍衣钵，资易为石桥，即求此槎为薪。"众许之，得栈香数千两。洪《谱》。

披香殿

汉宫阙名。长安有合欢殿、披香殿。《郡国志》。

采香径

吴王阖闾起响屧廊、采香径。《郡国志》。

柏香台

汉武帝作柏香台，以柏香闻数十里。《本纪》。

三清台

王审知之孙昶袭为闽王，起三清台三层，以黄金铸像，日焚龙脑、薰陆诸香数斤。《五代史·十国世家》。

沉香床

沙门支法有八尺沉香床。《异苑》。

沉香亭

开元中，禁中初重木芍药，即今牡丹也。得四本，红、紫、浅红、通白者。上因移植于兴庆池东、沉香亭前。《李白集》。

敬宗时，波斯国进沉香亭子，拾遗李汉谏曰："沉香为亭，何异琼台瑶室？"本传。

沉香堂

隋越国公杨素大治第宅，有沉香堂。

沉香火山

隋炀帝每除夜，殿前设火山数十，皆沉香木根。每一山焚沉香数车，以甲煎沃之，香闻数十里。《续世说》。

沉香山

华清温泉汤中，叠沉香为方丈、瀛洲。《明皇杂录》。

沉屑泥壁

唐宗楚客造新第，用沉香、红粉以泥壁，每开户，则香气蓬勃。洪《谱》。

檀香亭

宣州观察使杨牧造檀香亭子，初成，命宾落之。《杜阳编》。

檀槽

天宝中，中官白秀贞自蜀使回，得琵琶以献。其槽以沙檀为之，温润如玉，光耀可鉴。

李宣诗云："琵琶声亮紫檀槽。"

麝壁

南齐废帝东昏侯涂壁，皆以麝香。《鸡石集》。

麝枕

置真麝香于枕中，可绝恶梦。《续博物志》。

龙香拨

贵妃琵琶，以龙香版为拨。《外传》。

龙香剂

玄宗御案墨曰龙香剂。一日，见墨上有道士如蝇而行，上叱之，即呼“万岁”，曰：“臣松墨使者也。”上异之。《陶家余事》。

香阁

后主起临春、结绮、望春三阁，以沉檀香木为之。《陈书》。

杨国忠尝用沉香为阁，檀香为栏槛，以麝香、乳香筛土，和为泥，饰阁壁。每于春时木芍药盛开之际，聚宾于此阁上赏花焉。禁中沉香亭，远不侔此壮丽也。《天宝遗事》。

香床

隋炀帝于观文殿前两厢为堂十二间，每间十二宝厨，前设五方香床，缀贴金玉珠翠。每驾至，则宫人擎香炉在辇前行。《隋书》。

香殿

《大明赋》云："香殿聚于沉檀，岂待焚夫椒兰。"黄萃卿。

水殿风来暗香满。《坡词》。

五香席

石季伦作席，以锦装五香，杂以五彩编蒲皮缘。

七香车

梁简文帝诗云："丹毂七香车。"

椒殿

唐《宫室志》有椒殿。

椒房

应劭《汉官仪》曰："后宫称椒房，以椒涂壁也。"

椒浆

桂醑兮椒浆。《离骚》。

元日，上椒酒于家长，举觞称寿。元日进椒酒，椒是玉衡之精，服之令人却老。崔寔《月令》。

兰汤

五月五日，以兰汤沐浴。《大戴礼》。

浴兰汤兮沐芳。《楚词》。注云："芳，芷也。"

兰佩

纫秋兰以为佩。《楚词》。注云："佩也。"记曰："佩帨茝兰。"

兰畹

既滋兰之九畹，又树蕙之百晦。同上。

兰操

孔子自卫反鲁，隐谷之中，见香兰独茂，喟然叹曰："夫兰当为王者香，今乃独茂，与众草为伍。"乃止车，援琴鼓之，自伤不逢时，托辞于幽兰云。《琴操》。

兰亭

暮春之初，会于会稽山阴之兰亭。王逸少《叙》。

兰室

黄帝岐伯之术，书于玉版，藏诸灵兰之室。《素问》。

兰台

楚襄王游于兰台之宫。《风赋》。

龙朔中，改秘书省曰兰台。

椒兰养鼻

椒兰芬苾，所以养鼻也。

前有泽芷以养鼻，兰槐之根是为芷。注云："兰槐，香草也。其根名芷。"并《荀子》。

焚椒兰

烟斜雾横，焚椒兰也。杜牧之《阿房宫赋》。

怀香

尚书省怀香握兰，趋走丹墀。《汉官仪》。

含香

汉桓帝时，侍中刁存年老口臭，上出鸡舌香，使含之。香颇小辛螫，不敢咽，自疑有过，赐毒也。归舍，与家人辞诀，欲就便宜，众求视其药，乃口香。众笑之，更为含食意，遂解。《汉官仪》。

啖香

唐元载宠姬薛瑶英母赵娟，幼以香啖英，故肌肉悉香。《杜阳编》。

饭香

《维摩诘经》："時化菩萨以满钵香与维摩诘，饭香普薰毗耶离城及三千大千世界。时维摩诘语舍利佛等诸大声闻：‘仁者可食如来甘露味饭，大悲所熏，无以限意食之，使不消。”《柳文》注。

贡香

唐贞观中，敕下度支求杜若，省郎以谢玄晖诗云：“芳洲采杜若。”乃责坊州贡之。《通志》。

分香

魏王操临终遗令曰：“余香可分与诸夫人，诸舍中无所为学，作履组卖也。”《三国志》及《文选》。

赐香

玄宗夜宴，以琉璃器盛龙脑香数斤，赐群臣。冯谧起进曰：“臣请效陈平为宰。”自丞相以下，悉皆跪受，尚余其半，乃捧拜曰：“钦赐录事冯谧。”玄宗笑，许之。

熏香

“庄公束缚管仲，以予齐使，而以退。比至，三衅三浴之。”注云：“以香涂身曰衅，衅为熏。”《齐语》。

魏武帝令云：“天下初定，吾便禁家内不得熏香。”《三国志》。

窃香

韩寿，字德真，为贾充司空掾。充女窥见寿而悦之，目婢通殷勤，寿踰垣而至。时西域有贡奇香，一著人，经月不散。帝以赐充，其女密盗以遗寿。后充与寿宴，闻其芬馥，计武帝所赐，惟己及陈骞家，余无，疑寿与女通。乃取左右婢考问，即以状言，充秘之，以女妻寿。《晋书》本传。

爱香

刘季和性爱香，常如厕还，辄过炉上。主簿张坦曰：“人名公俗人，不虚也。”季和曰：“荀令君至人家，坐席三日香，为我如何？”坦曰：“丑妇效颦，见者必走，公欲坦遁走耶？”季和大笑。《襄阳记》。

喜香

梅学士询性喜焚香，其在官所，每晨起，将视事，必焚香两炉，以公服罩之，撮其袖以出，坐定，撒开两袖，郁然满室焚香，时人谓之梅香。《归田录》。

天女擎香

夫子当生之日，有二苍龙，旦而下来，附征在房，因梦而生夫子。夫子当生时，有天女擎香，自空而下，以沐浴征在。《拾遗记》。

三班吃香

三班院所领使臣八千余人，莅事于外，其罢而在院者，常数百人。每岁乾元节，醵钱饭僧，进香合以祝圣寿，谓之香钱。京师语曰：“三班吃香。”《归田录》。

露香告天

赵清献公抃，衢州人，举进士，官至参政。平生所为事，夜必衣冠，露香九拜，手告于天，应不可告者，则不敢为也。《言行录》。

焚香祝天

后唐明宗每夕于宫中焚香，祝天曰：“某为众所共推戴，愿早生圣人，为生民主。”《五代史·帝记》。

初，废帝入，欲择宰相于左右，左右皆言：“卢文纪及姚顗有人望。”帝乃悉书清要姓名，内琉璃瓶中。夜，焚香祝天，以筯挟之，首得文纪之名，次得姚顗，遂并相焉。《五代史》本传。

焚香读章奏

唐宣宗每得大臣章奏，必盥手焚香，然后读之。《本纪》。

焚香读《孝经》

岑之敬，字由礼，淳厚有孝行。五岁读《孝经》，必焚香正坐。《南史》。

焚香读《易》

公退之暇，戴华阳巾，披鹤氅衣，手执《周易》一卷，焚香默坐，消遣世虑。王元之《竹楼记》。

焚香致水

襄国城堑，水源暴竭。石勒问于佛图澄，澄曰："今当敕龙取水。"乃至源上，坐绳床，烧安息香，咒数百言。水大至，隍堑皆满。《载记》。

焚香礼神

《汉武故事》："昆邪王杀休屠王，来降，得其金人之神，置之甘泉宫。金人者，皆长丈余，其祭不用牛羊，惟烧香礼拜。"

于吉精舍烧香、烧道书。《三国志》。

降香岳渎

国朝每岁分遣驿使赍御香，有事于五岳四渎、名山大川，循旧典也。广州之南，海道八十里，扶胥之口、黄木之湾，南海祝融之庙也。岁二月，朝遣使驰驲，有事于海神。香用沉檀，具牲币。使初献，其亚献、终献各以官摄行。三献三奏乐，主者以祝文告于前。礼毕，使以余香分给。

焚香静坐

人在家及外行，卒遇飘风、暴雨、震电、昏暗、大雾，皆诸龙神经过，宜入室闭户、焚香静坐避之，不尔损人。温子皮。

烧香勿返顾

南岳夫人云：“烧香勿返顾，忤真气，致邪应也。”《真诰》。

烧香辟瘟

枢密王博文每于正旦四更烧丁香，以辟瘟气。《琐碎录》。

烧香引鼠

印香五文、狼粪少许，为细末，同和匀。于净室内以炉烧之，其鼠自至，不得杀。《戏术》。

求名如烧香

人随俗求名，譬如烧香，众人皆闻其香，不知薰以自焚，尽则气灭。名文则身绝。《真诰》。

五色香烟

许远游烧香，皆五色香烟出。《三洞珠囊》。

香奁

韩偓《香奁集自叙》云：“咀五色之灵芝，香生九窍；咽三清之瑞露，春动七情。”古诗云：“开奁集香苏。”

防蠹

辟恶生香，聊防羽陵之蠹。《玉台新咏序》。

除邪

地上魔邪之气，直上冲天四十里。人烧青木、薰陆、安息胶于寝室，披浊臭之气，却邪秽之雾，故夫人、玉女、太一、帝皇随香气而来下。洪《谱》。

香玉辟邪

唐肃宗赐李辅国香玉辟邪，二玉之香，可闻数里，辅国每置之坐隅。一日，辅国方巾栉，一忽大笑，一忽悲啼，辅国碎之。未几事败，为刺客所杀。《杜阳编》。

香中忌麝

唐郑注赴河中，姬妾百余，尽熏麝，香气数里，逆于人鼻。是岁，自京兆至河中，所过之地，瓜尽一蒂不获。洪《谱》。

被草负笈

宋景公烧异香于台，有野人被草负笈，扣门而进，是为子常，世司天部。洪《谱》。

异香成穗

二十二祖摩挐罗至西印土焚香，而月氏国王忽睹异香成穗。

《传灯录》。

逆风香

竺法深、孙兴公共听北来道人与支道林瓦棺寺讲小品。北来屡设疑问，林辨答俱爽，北道每屈。孙问深公："上人当是逆风家，何以都不言？"深笑而不答。曰："白栴檀非不馥，焉能逆风？"深夷然不屑。

波利质色香树，其香逆其风而闻。今返之曰："白栴檀非不香，岂能逆风？"言深非不能难，正不必难也。

古殿炉香

问："如何古殿一炉香宝盖纳？"师曰："广大。""勿入嗅者如何？"师曰："六根俱不到。"

买佛香

问："动容沈古路，身没乃方知。此意如何？"师曰："偷佛钱买佛香。"曰："学人不会。"师曰："不会即烧香，供养本耶娘。"《沩潭师话》。

戒定香

释氏有定香、戒香。韩侍郎赠僧诗云："一灵令用戒香薰。"

结愿香

省郎游花岩寺，岩下见老僧，前有香炉，烟穗微甚。僧谓曰："此檀越结愿香尚在，而檀越已三生矣。"

陈去非诗："再烧结愿香。"

香偈

谨爇道香、德香、无为香、无为清净自然香、妙洞真香、灵宝惠香、朝三界香。香满琼楼玉境，遍诸天法界，以此真香腾空上奏。爇香有偈："返生宝木，沉水奇材；瑞气氤氲，祥云缭绕；上通金阙，下入幽冥。"《道书》。

香光

《楞严经》："大势至法王子云：'如染香，人身有香气，此则名曰香光。'"

香炉

炉之名，始见于《周礼》冢宰之属，宫人凡寝中共炉炭。

博山香炉

《武帝内传》有博山炉，盖西王母遗帝者。《事物纪原》。

皇太子初拜，有铜博山香炉。《东宫故事》。

丁缓作九层博山香炉，镂琢奇禽怪兽，皆自然能动。《西京杂记》。

其炉象海中博山，下盘贮汤，使润气蒸香，以象海之四环。吕大临《考古图》。

被中香炉

长安巧工丁缓作被中香炉，亦名卧褥香炉。本出房风，其法后绝，缓始更为之。机环运转四周，而炉体常平，可置于被褥，故以为名。今之香球是也。《杂记》。

薰炉

尚书郎入直台中，给女侍史二人，皆选端正，指使从直。女侍史执香炉烧薰以从入台中，给使护衣。《汉官仪》。

金炉

魏武上御物三十种，有纯金香炉一枚。《杂物疏》。

麒麟

晋仪礼，大朝会，郎镇官以金镀九尺麒麟大炉。唐薛逢诗云“兽坐金床吐碧烟”是也。

帐角香炉

石季伦冬月为暖帐，四角安缀金银凿镂香炉。《邺中记》。

鹊尾香炉

宋玉贤，山阴人也，既禀女质，厥志弥高。自童年及笄，应适外兄许氏，密具法服登车。既至大门，时及交礼，更著黄巾裙，手执鹊尾香炉，不亲妇礼，宾主骇愕。夫家力不能屈，乃放还，遂出家。梁大同初，隐弱溪之间。《法苑珠林》云："香炉有柄可爇者，曰鹊尾香炉。"

百宝炉

唐安乐公主百宝香炉，长二丈。《朝野佥载》。

香炉为宝子

钱镇州诗虽未脱五季余韵，然回环读之，故自娓娓可观。题者多云宝子，弗知何物。以余考之，乃迦叶之香炉，上有金华，华内有金台，即台为宝子，则知宝子乃香炉耳。亦可为此诗，但圜若重规然，岂汉丁缓被中之制乎？黄长睿。

贪得铜炉

何尚之奏："庾仲文贪贿，得嫁女，具铜炉，四人举乃胜。"《南史》。

母梦香炉

陶弘景母梦天人手执香炉来至其所，已而有娠。《南史》。

失炉筮卦

会稽卢氏失博山香炉，吴泰筮之曰："此物质虽为金，其实众山有树非林，有孔非泉，阊阖晨兴，见发青烟，此香炉也。"语其处，即求得。《集异记》。

香炉堕地

侯景呼东西南北，皆谓为厢。景幕床东无故堕，景曰："此东厢香炉那忽下地。"识者以为湘东军下之征云。《南史》。

覆炉示兆

齐建武中，明帝召诸王南康侍读。江泌忧念府王子琳，访志公道人，问其祸福。志公覆香炉灰示之曰："都尽无余。"后子琳被害。《南史》。

香炉峰

庐山有香炉峰，李太白诗云："日照香炉生紫烟。"来鹏诗云："云起炉峰一炷烟。"

熏笼

晋《东宫故事》云："太子纳妃，有衣熏笼，当亦秦、汉之制也。"《事物记原》。

传

天香传

丁谓之

香之为用，从古矣，所以奉高明，可以达蠲洁。三代禋享，首惟馨之荐，而沉水、薰陆无闻焉；百家传记，萃众芳之美，而萧芗、郁鬯不尊焉。《礼》云："至敬不享味，贵气臭也。"是知其用至重，采制初略，其名实繁，而品类丛脞矣。观乎上古帝皇之书，释道经典之说，则记录绵远，赞烦严重，色目至众，法度殊绝。

西方圣人曰："大小世界，上下内外，种种诸香。"又曰："千万种和香，若香、若丸、若末、若坐，以至华香、果香、树香、天合和之香。"又曰："天上诸天之香，又佛土国名众香，其香比于十方人天之香，最为第一。"仙书曰："上圣焚百宝香，天真皇人焚千和，黄帝以沉榆、蓂荚为香。"又曰："真仙所焚之香，皆闻百里，有积烟成云、积云成雨。"然则与人间共所贵者，沉香、薰陆也。故经云："沉水坚株。"又曰："沉水香。"圣降之夕，神导从有捧炉香者，烟高丈余，其色正红，得非天上诸天之香非？《三皇宝斋》香珠法，其法杂而末之，色色至细，然后丛聚，杵之三万，缄以良器，载蒸载和，豆分而丸之，珠贯而暴之，且曰此香焚之，上彻诸天。盖以沉香为宗，薰陆副之也。是知古圣钦崇之至厚，所以备物宝妙之无极，谓奕世寅奉香火之笃，鲜有废日。然萧茅之类，随其所备，不足观也。

祥符初，奉诏充天书扶持使，道场科醮无虚日，永昼达夕，宝香不绝，乘舆肃谒，则五上为礼，真宗每至玉皇真圣祖位前，皆五上香也。馥烈之异，非世所闻。大约以沉水、乳为末，龙香和剂之，此法累禀之圣祖，中禁少知者，况外司耶？八年，掌国计，两镇旄钺，四领枢轴，俸给颁赉，随日而隆。故苾芬之著，特与昔异。袭庆奉祀日，赐供乳香一百二十斤，入内副都知张淮能为使。在宫观密赐新香，动以百数，沉、乳、降真等香。由是私门之沉、乳足用。

有唐杂记，言明皇时异人云："醮席中每爇乳香，灵祇皆去。"人至于今惑之。真宗时，亲禀圣训："沉、乳二香，所以奉高天上圣，百灵不敢当也，无他言。"上圣即政之六月，授诏罢相，分务西洛，寻迁海南。忧患之中，一无尘虑，越惟永昼晴天，长霄垂象，炉香之趣，益增其勤。

素闻海南出香至多，始命市之于闾里间，十无一有。假板官裴鹗者，唐宰相晋公中令公之裔孙也，土地所宜，悉究本末，且曰："琼管之地，黎母山（酋）［奠］之，四部境域，皆枕山麓，香多出此山，甲于天下。然取之有时，售之有主。盖黎人皆力耕治业，不以采香专利。闽越海贾，惟以余杭船即香市。每岁冬季，黎峒俟此船至，方入山寻采，州人从而贾贩尽归船商，故非时不有也。"

香之类有四：曰沉，曰栈，曰生结，曰黄熟。其为状也十有二，沉香得其八焉：曰乌文格，土人以木之格，其沉香如乌文木之色而泽，更取其坚格，是美之至也；曰黄蜡，其表如蜡，少刮削之，黳紫相半，乌文格之次也；牛目与角及蹄，曰雉头、洎髀、若骨，此沉香之状，土人别曰牛眼、牛角、鸡头、鸡腿、鸡骨。曰昆仑梅格，栈香也，此梅树也，黄黑相半而稍坚，土人以此比栈香也。曰虫镂，凡曰虫镂，其香尤佳，盖香兼黄熟，虫蛀及攻，腐朽尽去，菁英独存者也。曰伞竹格，黄熟香也，如竹，色黄白而带黑，有似栈也。曰茅叶，如茅叶至轻，有入水而沉者，得沉香之余气也；燃之至佳，土人以其非坚实，抑之为黄熟也。曰鹧鸪斑，色驳杂如鹧鸪羽也。生结香也，栈香未成沉者有之，黄熟未成栈者有之。

凡四名十二状，皆出一本，树体如白杨，叶如冬青而小。肤，表也；标，末也。质轻而散，理疏以粗，曰黄熟。黄熟之中，黑色坚劲者，曰栈香。栈香之名，相传甚远，即未知其旨，惟沉香为状也，骨肉颖脱，芒角锐利，无大小，无厚薄。掌握之，有金玉之重；切磋之，有犀角之劲。纵分断琐碎，而气脉滋益，用之与臭块者等。鹗云："香不欲绝大，围尺已上，虑有水病；若斤已上者，合两已下者，中浮水即不沉矣。"又曰："或有附于枯枿，隐于曲枝，蛰藏深根，或抱贞木本，或挺然结实，混然成形。嵌若岩石，屹若归云；如矫首龙，如峨冠凤，如麟植趾，如鸿铩翮；如曲肱，如骈指。但文彩密致，光彩明莹，斤斧之迹，一无所及，置器以验，如石投水，此香宝也，千百一而已矣。"夫如是，自非一气粹和之凝结，百神祥异之含育，则何以群木之中，独禀灵气，首出庶物，得奉高天也？

占城所产栈、沉至多，彼方贸迁，或入番禺，或入大食，贵重栈、沉香，与黄金同价。乡耆云："比岁有大食番舶，为飓所逆，寓此属邑，首领以富有自大，肆筵设席，极其夸诧。州人私相顾曰：‘以赀较胜，诚不敌矣。然视其炉烟，蓊郁不举，干而轻，瘠而焦，非妙也。’遂以海北岸者即席而焚之，其烟杳杳，若引束絙，浓腴湒湒，如练凝淹，芳馨之气，持久益佳。大舶之徒由是披靡。”

生结者，取不俟其成，非自然者也。生结沉香，与栈香等。生结栈香，品与黄熟等。生漆黄熟，品之下也，色泽浮虚，而肌质散缓，燃之辛烈，少和气，久则渎败，速用之即佳。不同栈、沉成香，则永无朽腐矣。

雷、化、高、窦，亦中国出香之地，比海南者，优劣不侔甚矣。既所禀不同，而售者多，故取者速也。是黄熟不待其成栈，栈不待其成沉，盖取利者戕贼之也。非如琼管，皆深洞黎人，非时不妄剪伐，故树无夭折之患，得必皆异香。

曰熟香，曰脱落香，皆是自然成者。余杭市香之家，有万斤黄熟者，得真栈百斤，则为稀矣；百斤真栈，得上等沉香数十斤，亦为难矣。

薰陆、乳香之长大而明莹者，出大食国。彼国香树连山络野，如桃胶松脂委于石地，聚而敛之，若京坻香山，多石而少雨。载询番舶，则云：“昨过乳香山下，彼人云：‘此山不雨已三十年。’”

香中带石末者，非滥伪也，地无土也。然则此树若生泥涂，则香不得为香矣。天地植物，其有旨乎？

赞曰：百昌之首，备物之先。于以相禋，于以告虔。孰歆至德，孰享芳烟？上圣之圣，高天之天。

序

和香序

麝本多忌，过分必害；沉实易和，盈斤无伤；零藿燥虚，詹糖粘湿；甘松、苏合、安息、郁金、捺多、和罗之属，并被于外，固无取于中土。又枣膏昏蒙，甲馢浅俗，非惟无助于馨烈，乃当弥增于尤疾也。

此序所言，悉以比类朝士。麝木多忌，比庾憬之；枣膏昏蒙，比羊玄保；甲馢浅俗，比徐湛之；甘松、苏合，比惠休道人；沉实易和，盖自比也。

笑兰香序

吴僧罄宜《笑兰香序》曰："岂非韩魏公所谓浓梅，而黄太史所谓藏春者耶？其法以沉为君，鸡舌为臣，北苑之臣、秬鬯十二叶之英、铭华之粉、柏麝之脐为佐，以百花之液为使，一炷如芡子许，油然郁然，若嗅九畹之兰，而浥百亩之蕙也。"

说

香说

程泰之

秦、汉以前，二广未通中国，中国无今沉、脑等香也。宗庙焫萧，灌献尚郁，食品贵椒，至荀卿氏方言椒兰。汉虽已得南粤，其尚臭之极者，椒房郎官以鸡舌奏事而已。较之沉、脑，其等级之高下不类也。惟《西京杂记》载，长安巧工丁缓作被下香炉，颇疑已有今香。然刘向铭博山炉，亦止曰"中有兰绮，朱火青烟”；《玉台新咏》说博山炉，亦曰“朱火然其中，青烟扬其间。香风难久居，空令蕙草残”。二文所赋，皆焚兰蕙，而非沉、脑。是汉虽通南粤，亦未见粤香也。《汉武内传》载，西王母降爇婴香等，品多名异，然疑后人为之。汉武奉仙穷极，宫室、帷帐、器用之丽，汉史备记不遗，若曾创古来未有之香，安得不记？

铭

博山炉铭　　刘向

嘉此正气，崭岩若山。上贯太华，承以铜盘。中有兰绮，朱火青烟。

香炉铭　　梁元帝

苏合氤氲，飞烟若云。时浓更薄，乍聚还分。火微难尽，风长易闻。孰云道力，慈悲所熏。

颂

郁金香颂　　左九嫔

伊此奇香，名曰郁金。越此殊域，厥珍来寻。芬香酷烈，悦目欣心。明德惟馨，淑人是钦。窈窕淑媛，服之褵襟。永垂名实，旷世弗沉。

藿香颂　江文通

桂以过烈，麝以太芬。摧阻天寿，扶抑人文。讵如藿香，微馥微馚。摄灵百仞，养气青云。

瑞沉宝峰颂并序

臣建谨案，《史记·龟策传》曰："有神龟在江南嘉林中。嘉林者，兽无虎狼，鸟无鸱枭，草无毒螫，野火不及，斧斤不至，是谓嘉林。龟在其中，常巢于芳莲之上，在胁书文曰：'甲子重光，得我者为帝王。'"由是观之，岂不伟哉？臣少时在书室中，雅好焚香，有海上道士向臣言曰："子知沉之所出乎？请为子言。盖江南有嘉林，嘉林者，美木也。木美则坚实，坚实则善沉，或秋水泛溢，美木漂流，沉于海底，蛟龙蟠伏于上，故木之香清烈而恋水，涛濑淙激于下，故木之形嵌空而类山。"近得小山于海贾，巉岩可爱，名之曰瑞沉宝峰，不敢藏诸私室，谨斋庄洁诚，跪进玉陛，以为天寿圣节瑞物之献。

臣建谨拜手稽首而为之颂曰：

大江之南，粤有嘉林。嘉林之木，入海而沉。蛟龙枕之，香冽自清。涛濑漱之，峰岫乃成。海神愕视，不敢閟藏。因潮而出，瑞我明昌。明昌至治，如沉馨香。明昌睿算，如山久长。臣老且耄，圣恩曷报。歌颂陈诗，以配天保。

赋

迷迭香赋　　魏文帝

播西都之丽草兮，应青春之凝晖。流翠叶于纤柯兮，结微根于丹墀。芳莫秋之幽兰兮，丽昆仑之英芝。信繁华之速逝兮，弗见雕于严霜。既经时而收采兮，遂肃杀以增芳。去枝叶而持御兮，入绡縠之雾裳。附玉体以行止兮，顺微风而舒光。

郁金香赋　　傅玄

叶萋萋以翠青，英蕴蕴以金黄。树晻蔼以成阴，气芬馥以含芳。陵苏合之殊珍，岂艾蒳之足方。荣耀帝寓，香播紫宫。吐芬扬烈，万里望风。

芸香赋　　傅咸

携昵友以逍遥兮，览伟草之敷英。慕君子之弘覆兮，超托躯于朱庭。俯引泽于月壤兮，仰吸润乎太清。繁兹绿叶，茂此翠茎。叶叶猗猗兮，枝妍媚以迴萦。象春松之含曜兮，郁蓊蔚以葱青。

幽兰赋　　杨炯

维幽兰之芳草，禀天地之纯精；抱青紫之奇色，挺龙虎之佳名。不起林而独秀，必固本而丛生。尔乃丰茸十步，绵连九畹；茎受露而将低，香从风而自远。当此之时，丛兰正滋；美庭闱之孝子，循南陔而采之。楚襄王兰台之宫，零落无丛；汉武帝猗兰之殿，荒凉变闻。昔日之芳菲，恨今人之不见。至若桃花水上，佩兰若而续魂；竹箭山阴，坐兰亭而开宴。江南则兰泽为洲，东海则兰陵为县。隰有兰兮兰有枝，赠远别兮交新知；气如兰兮长不改，心若兰兮终不移。

及夫东山月出，西轩日晚；授燕女于春闺，降陈王于秋坂。乃有送客金谷，林塘坐曛；鹤琴未罢，龙剑将分；兰缸烛耀，兰麝气氲；舞袖回雪，歌声遏云。度清夜之未艾，酌兰英以奉君。若夫灵均放逐，离群散侣；乱鄢郢之南都，下潇湘之北渚；步迟迟而适怨，心郁郁而怀楚；徒眷恋于君王，敛精神于帝女。河洲兮极目，芳菲兮袭予；思公子兮不言，结芳兰兮延伫。借如君章有德，通神感灵；悬车旧馆，请老山庭；白露下而警鹤，秋风高而乱萤；循阶除而下，望见秋兰之青青。

重曰："若有人兮山之阿，纫秋兰兮岁月多。思握之兮犹未得，空佩之兮欲如何。"遂抽琴转操，为幽兰之歌，歌曰："幽兰生兮，于彼朝阳；含雨露之津润，吸日月之休光。美人愁思兮，采芙蓉于南浦；公子忘忧兮，树萱草于北堂。虽处幽林与穷谷，不以无人而不芳。"赵元淑闻而叹曰："昔闻兰叶据龙图，复道兰林引凤雏。鸿归燕去紫茎歇，露往霜来绿叶枯。悲秋风之一败，与万草而为刍。"

木兰赋并序　　　　李华

华容石门山有木兰树，乡人不识，伐以为薪。余一本，方操柯未下，县令李韶行春见之，息焉其阴，喟然叹曰："功刊桐君之书，名载骚人之词。生于遐深，委于薪燎。天地之产珍物，将焉用之?”爰戒虞衡，禁其剪伐。按《本草》：“木兰，似桂而香，去风热、明耳目，在木部上篇。”乃采斫以归，理疾多验。由是远近从而采之，干剖支分，殆枯槁矣。士之生世出处，语默难乎哉？韶，余从子也，常为余言，感而为赋云：

溯长江以遐览，爰楚山之寂寥。山有嘉树兮名木兰，郁森森以苕苕。当圣政之文明，降元和于九霄。更祲冷之为虐，贯霜雪而不凋。白波润其根柢，玄雪畅其枝条。沐春雨之濯濯，鸣秋风以萧萧。素肤紫肌，绿叶缃蒂。疏密耸附，高卑荫蔽。华如雪霜，实若星丽。节劲松竹，香浓兰桂，宜不植于人间，聊独立于天际。徒翳荟兮为邻，挺坚芳兮此身。嘉名列于道书，坠露饮乎骚人。至若灵山雾歇，蔼蔼林樾。当楚泽之晨霞，映洞庭之夜月。发聪明于视听，洗烦浊于心骨。韵众壑之空峒，澹微云之灭没。草露白兮山凄凄，鹤既唳兮猿复啼。窅深林以冥冥，覆百仞之玄溪。彼逸人兮有所思，恋芳阴兮步迟迟。怅幽独兮人莫知，怀馨香兮将为谁。惋樵父之无惠，混众木而皆尽。指书类而挥斤，遇仁人之不忍。伊甘心而剿绝，俄固柢于倾陨。怜春华而朝搴兮，顾落日而迴轸。达者有言，巧劳智忧；养命蠲疫，人胡不求。枝残体剥，泽尽枯留。顦悴空山，离披素秋。鸟避弋而高翔，鱼畏网而深游。不材则终其天年，能鸣则危于俎羞。奚此木之不终，独隐见而罹忧。自昔沦芳于朝市，坠实于林丘，徒郁咽而无声，可胜言而计筹者哉？吾闻曰：“人助者信，神听者直；则臧仓譖言，宣尼失职。出处语默，与时消息；则子云投合，方回受殛。”故知天地无心，死生同域；纭纭品物，物有其极。至人者，要惟循于自然，宁任夫智之与力？虽贤愚，各全其好恶，草木不夭其生植已而已，而翳疑误。不可得。

沉香山子赋　　苏子瞻

古者以芸为香，以兰为芬；以郁鬯为裸，以脂萧为焚；以椒为坚，以蕙为薰。杜蘅带屈，菖蒲荐文。麝多忌而本膻，苏合若香而实荤。嗟吾知之几何？为六入之所分。方根尘之起灭，常颠倒其天君。每求似于髣髴，或鼻劳而妄闻。独沉水为近正，可以配薝卜而并云。矧儋崖之异产，实超然而不群。既金坚而玉润，亦鹤骨而龙筋。惟膏液之内足，故把握而兼斤。顾占城之枯朽，宜爨釜而燎蚊。宛彼小山，巉然可欣。如太华之倚天，象小孤之插云。往寿子之生朝，以写我之老勤。子方面壁以终日，岂亦终归田而自耘。幸置此于几席，养幽芳于帨帉。无一往之发烈，有无穷之氤氲。岂非独以饮东坡之寿，亦所以食黎人之芹也。

鸡舌香赋　　颜博文

沈括以丁香为鸡舌，而医者疑之。古人用鸡舌，取其芬芳，便于奏事。世俗蔽于所习，以丁香状之于鸡舌，大不类也。乃慨然有感，为赋以解之。

嘉物之产，潜窜山谷。其根盘贮，龙隐蛇伏。期微生之可保，处幽翳而自足。方吐英而布叶，似干世而无欲。郁郁娇黄，绰绰疏绿。偶咀嚼而有味，以奇功而见录。攘肌被逼，粉骨遭辱。虽功利之及人，恨此身之莫赎。惟彼鸡舌，味和而长，气烈而扬，可与君子，同升庙堂。发胸臆之藻绘，粲齿牙之冰霜。一语不忌，泽及四方。溯日月而上征，与鸳鹭而同翔。惟其施之得宜，岂凡物之可当。以彼疑似，犹有可议。虽二名之靡同，渺不害其为贵。彼凤颈而龙准，谓蜂目而乌喙。况称诸木之长稽形而实质类者哉？殊不知天下之物，窃名者多矣。鸡肠乌啄，牛舌马齿，川有羊蹄，山有鸢尾，龙胆虎掌，豨膏鼠耳，鸱脚羊眼，鹿角豹足，彘颅狼跋，狗脊马目，燕颔之黍，虎皮之稻，莼贵雉尾，药尚鸡爪，葡萄取象于身乳，婆律谬称于龙脑，笋鸡胫以为珍，瓠牛角而贵早，亦有鸭脚之葵，狸头之瓜，鱼甲之松，鹤翎之花，以鸡头龙眼而充果，以雀舌鹰爪而名茶。彼争功而擅价，咸好大而喜夸。其间名实相叛，是非迭居。得其实者，如圣贤之在高位；无其实者，如名器之假盗躯。嗟所遇之不同，亦自贤而自愚。彼方遗臭于海上，岂芬芳之是娱。嫫母饰貌而荐衾，西子掩面而守闾。饵酰酱而委醍醐，佩碔砆而捐琼琚。舍文茵兮卧籧篨，习薤露兮废笙竽。剑非锥而补履，骥垂头而驾车。蹇不遇而被谤，将栖栖而焉图。是香也，市井所缓，廊庙所急，岂比马蹄之近俗，燕尾之就湿？听秋雨之淋淫，若苍天为兹而雪泣，若将有人依龟甲之屏、炷鹊尾之炉，研以凤咮，笔以鼠须，作蜂腰鹤膝之语，为鹄头虻脚之书。为兹香而解嘲，明气类而不殊，愿获用于贤相，蔼芳烈于天衢。

铜博山香炉赋　　　　　　　　　梁昭明太子

禀至精之纯质，产灵岳之幽深。探众倕之妙旨，运公输之巧心。有蕙带而岩隐，亦霓裳而升仙。写嵩山之巃嵸，象邓林之芊眠。于时青烟司寒，晨光翳景。翠帷已低，兰膏未屏。炎蒸内耀，苾芬外扬。似庆云之呈色，若景星之舒光。信名嘉而用美，永为玩于华堂。

诗

诗句

百和裛衣香。　金泥苏合香。　红罗复斗帐，四角垂香囊。古诗。

卢家兰室桂为梁，中有郁金苏合香。梁武帝。

合欢襦重百和香。陈后主。

彩墀散兰麝，风起自生香。鲍照。

灯影照无寐，心清闻妙香。　朝罢香烟携满袖。杜工部。

燕寝凝清香。韦苏州。

袅袅沉水烟。　披书古芸馥。　守帐燃香暮。　沉香火暖茱萸烟。李长吉。

豹尾香烟灭。陆厥。

重熏异国香。李廓。

多烧荀令香。张见正。

然香气散不飞烟。陆瑜。

罗衣亦罢熏。胡曾。

沉水熏衣白璧堂。胡宿。

丙舍无人遗烬香。温庭筠。

夜烧沉水香。　香烟横碧缕。苏子瞻。

珠绿凝篆香。黄鲁直。

焚香破今夕。　燕坐独焚香。简斋。

焚香澄神虑。苏州。

向来一瓣香，敬为曾南丰。陈后山。

博山炉中百和香，郁金苏合及都梁。吴以均。

金炉绝沉燎。　熏炉鸡枣香。　博山炉烟吐香雾。　龙炉傍日香。　炉烟添柳重。韦巨源。

金炉兰麝香。沈荃期。

炉熏暗徘徊。张籍。

金炉细炷通。李贺。

睡鸭香炉换夕熏。　荀令香炉可待熏。李商隐。

衣冠身惹御炉香。贾至。

博山炉吐五云香。韦应物。

蓬莱宫绕玉炉香。陈陶。

喷香睡兽高三尺。罗隐。

绣屏银鸭香蓊蒙。温庭筠。

浥浥炉香初泛夜。东坡。

日烘荀令炷香炉。山谷。

午梦不知缘底事，篆烟烧尽一盘花。刘屏山。

微风不动金猊香。陆放翁。

宝熏 黄鲁直

贾天锡惠宝熏，以“兵卫森画戟，燕寝凝清香”十诗报之。

险心游万仞，躁欲生五兵。隐几香一炷，灵台湛空明。

昼食鸟窥台，宴坐日过砌。俗氛无因来，烟霏作舆卫。

石蜜化螺甲，榠樝煮水沉。博山孤烟起，对此作森森。

轮囷香事已，郁郁著书画。谁能入吾室，脱汝世俗械。

贾侯怀六韬，家有十二戟。天资喜文事，如我有香癖。

林花飞片片，香归衔泥燕。开合和春风，还寻蔚宗传。

公虚采芹宫，行乐在小寝。香光当发闻，色败不可稔。

床帷夜气馥，衣桁晓烟凝。风沟鸣急雪，睡鸭照华灯。

雉尾映鞭声，金炉拂太清。班近闻香早，归来学得成。

衣篝丽纨绮，有待乃芬芳。当念真富贵，自熏知见香。

帐中香二首 山谷

百炼香螺沉水，宝熏近出江南。一穗黄云绕几，深禅相对同参。

螺甲割昆仑耳，香材屑鹧鸪斑。欲雨鸣鸠日永，不惟睡鸭春闲。

戏用前韵 有闻帐中香，以为熬蜡香。

海上有人逐臭，天生鼻孔司南。但印香岩本寂，不必丛林遍参。

我读蔚宗香传，文章不减二班。误以甲为浅俗，却知麝要防闲。

和鲁直韵　　东坡

四句烧香偈子，随香遍满东南。不是闻思所及，且令鼻观先参。

万卷明窗小字，眼花只有斓斑。一炷烟消火冷，半生身老心闲。

次韵答子瞻　　山谷

置酒未容虚左，论诗时要指南。迎笑天香满袖，喜君先赴朝参。

迎燕温风旎旎，润花小雨斑斑。一炷香中得意，九衢尘里偷闲。

再和

置酒未逢休沐，便同越北燕南。且复歌呼相和，隔墙知是曹参。

丹青已是前世，竹石时窥一斑。五字还当靖节，数行谁似高闲。

印香　　东坡

子由生日，以檀香观音像及新合印香银篆盘为寿。

栴檀婆律海外芬，西山老脐柏所薰。香螺脱黡来相群，能结缥缈风中云。一灯如萤起微焚，何时度尽缪篆纹。缭绕无穷合复分，绵绵浮空散氤氲。东坡持是寿卯君，君少与我师皇坟。旁资老聃释迦文，共厄中年点蝇蚊。晚遇斯须何足云，君方论道承华勋。我亦旗鼓严中军，国恩未报敢不勤。但愿不为世所醺，尔来白发不可耘。问君何时返乡枌，收拾散亡理放纷。此心实与香俱焄，闻思大士应已闻。

沉香石　　东坡

壁立孤风倚砚长，共凝沉水得顽苍。欲随楚客纫兰佩，谁信吴儿是木肠。山下曾逢化私石，玉中还有辟邪香。早知百和俱灰烬，未信人言弱胜刚。

凝斋香　　曾子固

每觉西斋景最幽，不知官是古诸侯。一尊风月身无事，千里耕桑岁共秋。云水醒心鸣好鸟，玉泉清耳漱沉流。香烟细细临黄卷，凝在香烟最上头。

肖梅香　　张吉甫

江村招得玉妃魂，化作金炉一炷云。但觉清芬暗浮动，不知碧篆已氤氲。春收东合帘初下，梦想西湖被更薰。真似吾家雪溪上，东风一夜隔篱闻。

香界　　　　　　　　　　　　　　　　　　　　　　朱晦庵

幽兴年来莫与同，滋兰聊欲泛东风。真成佛国香云界，不好淮山桂树丛。花气无边醺欲醉，灵芬一点静还通。何须楚客纫秋佩，坐卧经行向此中。

次韵苏藉返魂梅六首　　　　　　　　　　　　　　　陈子高

谁道春归无觅处，眠斋香雾作春昏。君诗似说江南信，试与梅花招断魂。

东风欺人底薄相，花信无端冲雪来。妙手谁知煨烬里，等闲种得腊前梅。

花开莫奏伤心曲，花落休矜称面妆。只忆梦为蝴蝶去，香云密处有春光。

老夫粥后惟耽睡，灰暖香浓百念消。不学东门醉公子，鸭炉烟里逞风标。

鼻根无奈重香绕，编处春随夜色匀。眼底狂花开底事，依然看作一枝春。

漫道君家四壁空，衣篝沉水晚朦胧。诗情似被花相恼，入我香奁境界中。

龙涎香　　　　　　　　　　　　　　　　　　　刘子（翬）[翚]

瘴海骊龙供素沫，蛮村花露浥情滋。微参鼻观犹疑似，全在炉烟未发时。

烧香曲　　李商隐

钿云蟠蟠牙比鱼，孔雀翅尾蛟龙须。漳宫旧样博山炉，楚娇捧笑开芙蕖。八蚕茧绵小分炷，兽焰微红隔云母。白天月泽寒未冰，金虎含秋向东吐。玉佩呵光铜照昏，帘波日暮冲斜门。西来欲上茂陵树，柏梁已失栽桃魂。露庭月井大红气，轻衫薄袖当君意。蜀殿琼人伴夜深，金銮不问残灯事。何当巧吹君怀度，襟灰为土填清露。

焚香　　邵康节

安乐窝中一炷香，陵晨焚意岂寻常。祸如能免人须谄，福若待求天可量。且异缁黄徼庙貌，又殊儿女裛衣裳。非图闻道至于此，金玉谁家不满堂。

焚香　　杨廷秀

琢瓷作鼎碧于水，削银为叶轻如纸。不文不武火力均，闭阁下帘风不起。诗人自炷古龙涎，但令有香不见烟。素馨欲开末利折，底迅龙涎和檀栈。平生饱食山村味，不料此香殊妩媚。呼儿急取蒸木犀，却作书生真富贵。

烧香　　陈去非

明窗延静昼，默坐息诸缘。聊将无穷意，寓此一炷烟。当时戒定慧，妙供均人天。我岂不清□，于今醒心然。炉香袅孤碧，云缕飞数千。悠然凌空去，缥缈随风还。世事有过现，薰性无变迁。应如水中月，波定还自丸。

焚香　　郝伯常

花落深庭日正长，蜂何撩绕燕何忙。匡床不下凝尘满，消尽年光一炷香。

觅香

磬室从来一物无，博山惟有一香炉。而今荀令真成癖，祇欠精神袅坐隅。

觅香　　颜博文

王希深合和新香，烟气清洒，不类寻常等，可以为道人开笔端消息。

玉水沉沉影，铜炉袅袅烟。为思丹凤髓，不爱老龙涎。皂帽真闲客，黄衣小病仙。定知云屋下，绣被有人眠。

修香　　陆放翁

空庭一炷，上有神明。家庙一炷，曾英祖灵。且祈持此而已。此而不为，吁嗟已矣。

香炉

四座且莫喧，愿听歌一言。请说铜香炉，崔巍象南山。上枝似松柏，下根据铜盘。雕文各异类，离娄自相连。谁能为此器，公输与鲁般。朱火然其中，青烟扬其间。顺入君怀里，四座莫不欢。香风难久居，空令蕙草残。

博山香炉　　刘绘

参差郁佳丽，合沓纷可怜。蔽亏千种树，出没万重山。上镂秦王子，驾鹤翔紫烟。下刻盘龙势，矫首半衔连。傍为洛水丽，芝盖出岩间。后有汉游女，拾翠弄全妍。荣色何杂揉，缛绣更相鲜。麏鹿或腾倚，林薄香芊眠。掩华如不发，含薰未肯然。风生玉阶树，露浥曲池莲。寒虫飞夜室，秋云没晓天。

博山香炉　　沈约

凝芳俟朱燎，先铸首山铜。环姿信岩崿，奇态实玲珑。赤松游其上，敛足御轻鸿。蛟龙蟠其下，骧首盼层穹。岭侧多奇树，或孤或连丛。岩间有佚女，垂袂似含风。翚飞若未已，虎视郁金雄。百和清夜吐，兰烟四面融。如彼崇朝气，触石绕华嵩。

乐府

词句

玉帐鸳鸯喷沉麝。李太白。

沉檀烟起盘红雾。徐昌图。

寂寞绣屏香一缕。韦□。

衣惹御炉香。薛绍蕴。

博山香炷融。戚熙震。

炉香烟冷自亭亭。李中主。

香草续残炉。谢希深。

炉香静逐游丝转。晏同叔。

四和裊金凫。秦叔度。

尽日水沉香一缕。　玉盘香篆看徘徊。赵德庆。

金鸭香凝袖。　衣润费炉烟。周美成。

朱麝堂中香。　长日篆烟销。　香满云窗月户。　熏炉熟水留香。　绣被薰香透。元裕之。

鹧鸪天·木犀　　元裕之

桂子纷翻浥露黄，桂华高韵静年芳。蔷薇水润宫衣软，波律膏清月殿凉。

云袖句，海仙方，情缘心事两相忘。衰莲枉误秋风客，可是无尘袖里香。

天香·龙涎香　　王沂孙

孤峤蟠烟，层涛悦月，骊宫夜采铅水。讯远槎风，梦深薇露，化作断魂心字。红瓷候火，还玉指。一缕萦帘翠影，依稀海风云气。

几回娇半醉。剪青灯、夜寒花碎。更好故溪飞雪，小窗深闭。荀令如今顿老，总忘却、尊前旧风味。漫惜余薰，空篝素被。

庆清朝慢·软香　　　詹天游

红雨争霏，芳尘生润，将春都捣成泥。分明蕙风薇露，花气迟迟。无奈汗酥浥透，温柔乡里湿云痴。偏厮称，霓裳霞佩，玉骨冰肌。

谁品处，谁咏处，蓦然地不在洎意。闻款款生绡扇底，嫩凉动个些儿。似醉浑无气力，海棠一色睡臙脂。真奇绝，这般风韵，韩寿争知。

附：李琳《陈氏香谱序》

韦应物扫地焚香，燕寝为之凝清。黄鲁直隐几炷香，灵台为之空湛。从来韵人胜士，炉霏昼牧，道心纯净，法应如是。汴陈浩卿于清江出其先君子中斋公所辑《香谱》，如铢熏初襚，缥缈愿香，悟韦郎于白傅之香山，识涪翁于黄仙之叱石，是谱之香远矣。浩卿卓然肯构，能使书香不断，经传之雅馥芳韶，骚选之靓馡初曙，方遗家谱可也。袖中后山瓣香，亦当询龙象法筵拈起，超方回向。至治壬戌夏五，长沙梅花溪道人李琳书。明周嘉胄《香乘》卷二八。

《四库全书总目》卷一一五《香谱提要》

《香谱》四卷。江苏巡抚采进本。宋陈敬撰。敬字子中，河南人。其仕履未详。首有至治壬戌熊朋来序，亦不载敬之本末。是书凡集沈立、洪刍以下十一家之香谱，汇为一书。征引既繁，不免以博为长，稍踰限制。若香名、香品、历代拟和制造之方，载之宜也。至于经传中字句，偶涉而实非龙涎、迷迭之比，如卷首引《左传》“黍稷馨香”寥寥数则，以为溯源经传，殊为无谓。此仿《齐民要术》首援经典之例而失之者也。其实本出经典之事，乃往往挂漏，如郁金香载《说文》之说，而《周礼·郁人》条下郑康成之注乃独遗之，则又举远而略近矣。然十一家之谱，今不尽传，敬能荟稡群言，为之总汇，佚文遗事，多赖以传，要于考证，不为无益也。

图书在版编目(CIP)数据

香谱：外四种 /（宋）洪刍等著；田渊整理校点. —上海：上海书店出版社，2018.1

（宋元谱录丛编 / 顾宏义主编）

ISBN 978-7-5458-1585-6

Ⅰ.①香… Ⅱ.①洪… ②田… Ⅲ.①香料植物—药用植物—基本知识 Ⅳ.①R282.71

中国版本图书馆 CIP 数据核字(2017)第 314021 号

责任编辑 顾 佳
技术编辑 丁 多
装帧设计 郦书径

香谱(外四种)
[宋]洪刍 等 著
田渊 整理校点

出 版	上海世纪出版股份有限公司上海书店出版社 （200001 上海福建中路 193 号 www.ewen.co）
发 行	上海世纪出版股份有限公司发行中心
印 刷	上海展强印刷有限公司
开 本	889×1194 mm 1/32
印 张	7.75
字 数	130,000
版 次	2018 年 1 月第 1 版
印 次	2018 年 1 月第 1 次印刷

ISBN 978-7-5458-1585-6/R.10

定 价 25.00 元